MÉMOIRE

SUR

L'HÉMORRHAGIE DES MÉNINGES.

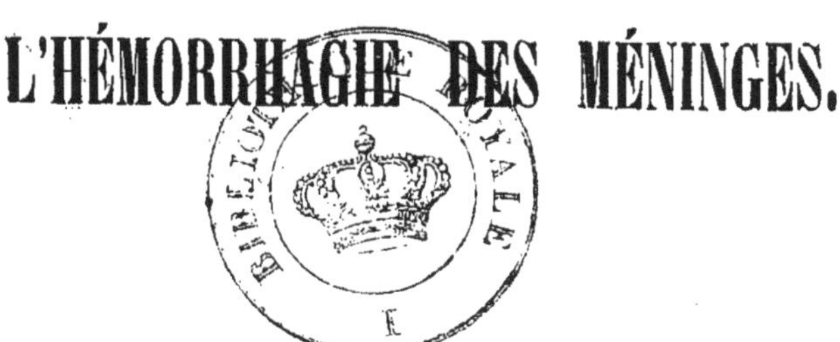

MÉMOIRE

SUR

L'HÉMORRHAGIE DES MÉNINGES,

PAR

Ernest Boudet,

interne des hôpitaux, membre titulaire des sociétés anatomique et médicale d'observation de Paris.

Les affections des centres nerveux ont, dans toutes les phases de la médecine, été l'objet des investigations les plus attentives, et la pathologie de l'encéphale, surtout depuis les travaux des médecins du commencement de ce siècle, est arrivée à un degré de netteté et de perfection qui a complétement changé la face de ce chapitre si intéressant de l'histoire de nos maladies. Cependant il reste encore bien des vides à combler, bien des difficultés à aplanir, et parmi elles une des plus embarrassantes sans contredit, c'est la distinction bien tranchée des affections des enveloppes des centres nerveux d'avec celles qui ont leur siége dans leur propre substance. En effet, il existe une connexion si étroite, une solidarité si intime entre ces membranes protectrices et nourricières de la pulpe nerveuse et cette pulpe elle-même, que les altérations des unes retentissent nécessairement sur l'autre, de sorte qu'il y a confusion dans la manifestation symptomatique de chacune de ces affections; de sorte que le praticien se trouve souvent dans la plus grande perplexité, quand un de ces problèmes, si délicats à résoudre, se présente à lui : or, de même que l'inflammation des membranes cérébrales et celle de la pulpe ont des points de contact continuels, de même l'apoplexie méningée et la cérébrale tendent sans cesse à se confondre au lit du malade, précisément à cause de l'influence que la première exerce sur les centres nerveux, influence qui souvent fait attribuer au cerveau lui-même une affection qui ne réside qu'à son extérieur.

Les archives de la science possèdent maintenant un bon nombre d'observations, de mémoires, et même de traités sur les différentes formes des apoplexies, sur les ramollissements, l'encéphalite, la méningite aiguë et chronique, et les autres altérations des organes de l'innervation ; mais personne encore, que je sache, n'a réuni les observations éparses sur l'hémorrhagie des membranes cérébrales, afin d'en tracer l'histoire, si j'excepte M. Serres, qui a publié, dans *l'Annuaire des Hôpitaux*, un mémoire fort intéressant sur cette maladie. Mais je pense, avec beaucoup d'autres personnes, que ses divisions des apoplexies ne sont pas à l'abri de tout reproche ; qu'il a peut-être eu tort de traiter dans le même chapitre des divers épanchements de sérosité et de sang et de maladies de l'arachnoïde, affections qui diffèrent, non-seulement sous le rapport de leur nature intime, mais encore relativement à leurs symptômes ; je crois qu'on ne doit pas plus mettre ces trois maladies sur la même ligne qu'on ne le ferait pour l'épanchement de sérosité et de sang dans la plèvre, et pour la pleurésie.

Le problème que je me propose ici de résoudre, c'est la détermination d'une espèce pathologique que j'isole de la grande classe des hémorrhagies, de l'épanchement sanguin spontané dans les membranes des centres nerveux.

Ayant eu occasion, en 1837, pendant que je remplissais à Bicêtre les fonctions d'interne, d'y recueillir une belle observation d'apoplexie méningée, mon attention fut vivement attirée sur cette curieuse maladie, et, depuis cette époque, toutes les fois que l'occasion s'est présentée, j'ai noté avec soin les cas analogues que mes collègues ont bien voulu mettre à ma disposition, espérant que la comparaison d'un bon nombre d'observations dissiperait peu à peu les ténèbres qui rendaient cette partie de la science si obscure. En effet, quand, voulant m'éclairer sur les faits qui se présentaient à moi par la lecture d'observations analogues, j'ouvris le livre de M. Serres sur l'apoplexie méningée, dans lequel ce savant anatomiste établit en principe que l'épanchement de sang à la surface du cerveau ne détermine jamais de paralysie, je me trouvai dans un étrange embarras : car parmi les observations que j'avais à ma disposition, plusieurs étaient caractérisées par une paralysie bien nette : évidemment, dès lors la proposition de M. Serres était trop générale pour être adaptée à tous les cas ; dès lors aussi il fallait chercher les motifs de cette irrégularité dans les symptômes. Les autres auteurs que je consultai regardaient, les uns la maladie en question comme trop rare pour mériter qu'on s'en occupât beaucoup, les autres comme une véritable curiosité pathologique ; mais tous s'accordaient à soutenir que le diagnostic est impossible ; et cependant ces difficultés élevées devant moi par des hommes pour l'opinion desquels j'ai le plus profond respect, cette espèce de condamnation prononcée d'avance, ne m'ont pas découragé, et j'ai poursuivi ma tâche ayant la ferme conviction qu'à des altérations organiques essentiellement différentes doivent correspondre aussi des symptômes dissemblables. Or, je le demande, n'y a-t-il pas une ligne de démarcation très-tranchée entre deux maladies, dont l'une est caractérisée par l'épanchement de sang à la surface des membranes, l'autre par son infiltration dans le tissu cérébral déchiré; lorsque dans le premier cas il n'y a que compression et irritation à la surface; dans le second, destruction partielle d'un organe comme le cerveau, rouage le plus merveilleux et le plus délicat de la machine humaine? — Je pensais aussi que la compression dans les épanchements méningiens, s'exerçant presque toujours sur des surfaces étendues, devrait produire des effets beaucoup plus vagues, et beaucoup moins tranchés que dans le cas d'hémorrhagie dans le tissu nerveux. Fort de ces réflexions et d'autres encore que je développerai dans le cours de ce travail, j'ai comparé entre elles les observations qui étaient à ma disposition, et j'ai cherché à tracer brièvement l'histoire de l'apoplexie méningée, maladie difficile à reconnaître sur le vivant comme beaucoup d'autres maladies encéphaliques, mais parfaitement distincte, par son siége et sa nature, de toutes les autres affections des centres nerveux. Je dois prévenir, en commençant, que sur quarante-une observations qui étaient à ma disposition, trente-cinq sont relatives à des épanchements de sang à la surface des membranes cérébrales; six aux environs de la moelle épinière : mais comme, étudiées sous les mêmes points de vue, ces deux affections ne m'ont présenté que de très-rares différences, je n'examinerai séparément ce qui est relatif à ces deux parties de l'arbre nerveux que quand j'y serai conduit par une différence notable dans les symptômes.

Peut-être pensera-t-on qu'avant d'entrer en matière j'aurais dû donner l'analyse de tout ce qui a été fait sur la maladie en question, depuis qu'on s'occupe avec succès de l'étude des maladies cérébrales.

Pensant qu'en entreprenant cette tâche je ne serais pas dédommagé du travail pénible que je m'imposerais, j'ai préféré donner seulement une idée de ce qui a été imprimé sur la matière dans ces derniers temps, en commençant toutefois par Morgagni.

Cet illustre médecin cite quelques observations d'apoplexie méningée, dans le chapitre consacré aux hémorrhagies cérébrales : pag. 155, t. Ier, en rapportant l'histoire d'un homme qui avait eu une hémiplégie gauche et des convulsions à droite, et à l'autopsie duquel on trouva du sang sous les membranes du côté de la paralysie, et du côté opposé de la sérosité concrète, il remarque ces grandes convulsions qui n'existaient pas chez quatre autres malades dont il avait rapporté l'observation antérieurement. « C'est probablement, dit-il, parce que le sang aura irrité les membranes; et si les convulsions ont eu lieu du côté de l'épanchement sanguin, cela tient à ce que les méninges ne s'entre-croisent pas; ou bien, en supposant qu'elles s'entre-croisent, on comprend très-bien que le côté opposé à l'épanchement ne pouvait être convulsionné, puisqu'il était complétement paralysé. — D'ailleurs, ajoute-t-il, en admettant cette explication, comment nous rendrons-nous compte des convulsions observées chez le premier malade que nous avons cité? » Rien de plus facile, selon moi, que de résoudre le problème que propose Morgagni. En effet, dans cette première observation qui est celle du cardinal San-Vitali, il y avait du sang épanché dans un des ventricules (p. 114. 1er vol.), et des convulsions du même côté; or, dans cette observation comme dans celle que nous venons de citer, il y avait du sang épanché à la surface de la séreuse ventriculaire; ce sang, par ses qualités irritantes, a déterminé des convulsions. Je mettrai à profit plus tard cette remarque, quand je chercherai à établir le diagnostic.

Morgagni admet sans hésiter l'influence des liquides sur la compression du cerveau, et cite plusieurs observations dans lesquelles une hémiplégie bien nette se manifesta du côté opposé à l'hémorrhagie méningée. Malheureusement il attribue sans cesse une grande influence à la composition irritante de la sérosité, qui lorsqu'elle est très-âcre est susceptible de donner lieu aux accidents les plus graves. Ainsi nous voyons que ce grand médecin ne distinguait pas l'hémorrhagie dans le parenchyme cérébral de celle qui se fait dans les enveloppes; les médecins qui vécurent après lui citèrent un assez grand nombre de cas analogues aux siens, mais sans qu'aucun d'eux eût l'idée de faire une maladie à part de cette affection. M. Riobé, en 1814, ne fit pas avancer la science sous ce point de vue, mais il cita quelques observations fort curieuses en ce qu'examinant le cadavre de personnes qui avaient présenté tous les signes d'une hémorrhagie cérébrale, il avait une fois trouvé dans un ventricule un kyste pseudomembraneux qui renfermait encore les traces du sang qu'il avait enveloppé; c'était, chose remarquable, une apoplexie méningée guérie. Nous verrons plus tard d'autres exemples d'une terminaison aussi heureuse.

Enfin M. Serres fait paraître dans l'*Annuaire Médico-Chirurgical* pour l'année 1819 un long et intéressant travail sur les apoplexies en général et sur celle des méninges en particulier; c'est lui qui a l'honneur d'avoir établi le premier une différence entre les hémorrhagies du parenchyme et celles des enveloppes du cerveau. Voici en peu de mots ses principales idées.

Après un grand nombre d'expériences sur les animaux, après avoir longtemps médité sur des observations recueillies chez l'homme, M. Serres a fini par reconnaître qu'il existait une ligne de démarcation bien tranchée entre les apoplexies cérébrales et les apoplexies méningées ; cette ligne de démarcation consisterait pour les premières dans une paralysie constante, pour les secondes dans une absence absolue de paralysie.

Après avoir établi cette division, M. Serres reconnaît que les apoplexies méningées ne sont autre chose que le résultat de la présence de liquides à la surface de l'encéphale ou d'une inflammation de méninges ; ainsi, que le liquide soit de la sérosité pure, sanguinolente, du sang pur, voilà trois apoplexies distinctes qui reconnaissent pour cause commune l'inflammation. Il admet aussi l'apoplexie méningée avec sécheresse des membranes, puis l'apoplexie par rupture artérielle ou dilatation anévrysmale, enfin celle par rupture veineuse.

Ensuite, M. Serres passe en revue les causes et les symptômes de ses apoplexies méningées. Parmi ces derniers, un des plus remarquables, c'est qu'il n'arrive jamais de rencontrer, comme dans la plupart des hémorrhagies cérébrales, la dilatation inégale des deux côtés de la poitrine. Il insiste sur le désaccord remarquable qui existe entre la respiration et la circulation, sur la mobilité des membres, l'absence de déviation de la bouche ; puis il passe à l'examen des différentes variétés d'apoplexie méningée, par épanchement de sang, de sérosité, etc., variétés qui ne peuvent être distinguées pendant la vie.

Il glisse du reste assez rapidement sur l'anatomie pathologique, en ayant toutefois bien soin d'insister sur une observation qui lui est propre, savoir, sur la rupture constante d'un ou de plusieurs vaisseaux, toutes les fois qu'il y a du sang épanché entre les membranes. Quant au siége de ce liquide, M. Serre n'entre pas dans de grands détails à cet égard ; il se contente de dire que le sang est épanché entre l'arachnoïde et la dure-mère, et à un autre endroit il le place dans l'arachnoïde. M. Serres a le grand mérite d'avoir éveillé l'attention sur les différentes variétés de l'apoplexie, et d'avoir séparé d'une manière formelle deux de ces unités pathologiques, qui avant lui étaient totalement confondues. De plus, il a tracé leur histoire avec soin et insisté surtout sur les moyens de les reconnaître pendant la vie presque aussi sûrement qu'après la mort.

Dans son excellent ouvrage sur le ramollissement du cerveau, publié en 1823, M. le professeur Rostan rapporte deux observations d'hémorrhagie méningée. « Rien ne ressemble plus, dit-il dans ses réflexions sur les symptômes de la première, au ramollissement du cerveau que l'épanchement sanguin dans les membranes ; impossible, dit il, de distinguer cette maladie du ramollissement ; mais, ajoute-t-il, la rareté d'une pareille maladie ne rendra pas si souvent le diagnostic embarrassant. »

Du reste, M. Rostan admet évidemment que le sang est épanché entre l'arachnoïde et la dure-mère, car à l'article *Autopsie* de la deuxième observation, pag. 598, il est dit expressément que « le sang est placé entre la face interne de la dure-mère et la face externe de l'arachnoïde qui lui adhère. »

En 1826, M. Calmeil, en traitant de la paralysie générale chez les aliénés, parle des épanchements de sang à la surface du cerveau, et les divise en hémorrhagies enkystées et hémorrhagies non enkystées ; il cite deux observations de la première espèce et une de la seconde ; il regarde cette maladie comme très-curieuse et insiste sur sa fréquence chez les aliénés.

La même année, dans son *Traité d'Anatomie chirurgicale*, M. Blandin rapporte avoir rencontré à Bicêtre, chez un vieux soldat blessé à Waterloo, un épanchement circonscrit entre l'arachnoïde et la dure-mère ; ces épanchements, dit-il, sont toujours très-circonscrits ; ils peuvent réclamer l'opération du trépan.

La même année encore, M. le docteur Ménière a présenté au concours des internes pour la médaille d'or un travail, couronné, sur l'anatomie, la physiologie et la pathologie des membranes séreuses, dans lequel il traité avec de grands détails des épanchements entre l'arachnoïde et la dure-mère, épanchements qu'il admet, et qui pour lui sont devenus irrécusables par l'examen qu'il a fait de plusieurs cas d'anatomie pathologique dans lesquels il a rencontré toutes les gradations d'épanchement depuis une simple tache sanguine jusqu'à une vaste collection de ce liquide.

En 1829, M. le professeur Cruveilhier (dans le tome III, p. 212 du *Dictionnaire* en 15 volumes) reconnaît que l'exhalation de sang dans les séreuses est possible, mais lentement, et qu'elle doit produire des effets graduels ; dans les cas d'épanchement où on ne peut reconnaître de rupture vasculaire, il ne faut pas conclure que cette rupture n'existe pas, car souvent dans les épanchements, suites de chute, on ne peut trouver la source de l'hémorrhagie. A cette époque M. Cruveilhier professait que le sang peut s'épancher entre l'arachnoïde et la dure-mère ; mais converti à une opinion opposée par les faits nombreux présentés à la Société anatomique, il a renoncé à sa manière de voir avec une bonne foi qui est le plus bel apanage du vrai mérite. Des observations répétées, faites à la Salpêtrière, lui font penser que la plupart des épanchements peu considérables de sang qu'on rencontre dans les membranes cérébrales sont le résultat de la rupture des vaisseaux peu résistants des fausses membranes incomplétement organisées, qu'on rencontre assez souvent dans l'arachnoïde.

M. Rochoux, dans son beau *Traité de l'Apoplexie*, consacre plusieurs pages à celle des méninges; il pense que, quoique l'épanchement de sang à l'extérieur du crâne doive déterminer les mêmes symptômes que l'hémorrhagie dans le parenchyme, ce ne sont pas moins deux maladies qu'on doit distinguer en anatomie pathologique; car ce n'est pas une chose indifférente que d'avoir de moins la destruction d'une portion de pulpe encéphalique. De plus, il est à présumer que si on rassemblait un assez grand nombre d'observations appartenant à ces deux ordres de cas, on trouverait des différences notables entre les uns et les autres, pris en masse, quoique sans doute le résultat fût opposé pour plusieurs d'entre elles en particulier.

Il cite ensuite une observation d'épanchement de pus dans les membranes, avec paralysie et guérison parfaite, après l'évacuation du liquide (p. 339). Il rapporte aussi un cas de rupture d'une grosse artère du cerveau avec paralysie, et combat l'opinion de M. Serres, qui attribue la lésion du mouvement à un léger ramollissement des centres nerveux, tandis que pour lui elle aurait pour cause principale la compression exercée sur la base de l'encéphale.

Dans les ruptures d'artères, poursuit-il, la mort est tantôt prompte et tantôt lente; à quoi cela tient-il? à ce que l'artère d'où part le sang est tantôt érodée simplement, tantôt largement ouverte.

Plus loin, il avoue qu'il a cherché le vaisseau déchiré avec un soin infini, mais toujours sans succès.

Quand l'apoplexie méningée suit une marche aiguë, on peut, suivant M. Rochoux, deviner qu'on a affaire à cette maladie; quand elle suit une marche chronique, on ne peut la distinguer d'une foule de maladies chroniques.

Enfin, il dit (page 566) que c'est une maladie trop rarement observée, sous quelque forme que ce soit, pour être l'objet d'une description exacte.

M. Littré, dans le *Dictionnaire* en 25 volumes publié en 1833, rapporte un cas d'épanchement entre le crâne et la dure-mère. Il pense que, quand dans l'apoplexie méningée le sang occupe une grande étendue de la surface du cerveau, il y a une résolution générale; quand c'est une petite partie, il se manifeste une hémiplégie; le diagnostic est impossible, le pronostic plus grave que dans l'hémorrhagie cérébrale, à cause de la quantité plus considérable des liquides épanchés.

Le cinquième volume de la *Chronique médicale* de M. le professeur Andral, renferme, p. 11 et 14, deux observations sur cette maladie. A la suite de la première, M. Andral dit, en parlant du décollement du feuillet externe de l'arachnoïde par le sang épanché entre elle et la dure-mère, « c'est un cas rare d'anatomie pathologique ; on a de la peine à comprendre comment une lame aussi mince que l'arachnoïde peut supporter sans se déchirer une pression aussi considérable. Cette hémorrhagie, lentement produite, agit à la fois en irritant et en comprimant le cerveau. »

A la suite de la deuxième observation, il ajoute : « C'est une maladie formée lentement ; il semble qu'il doive en être ainsi toujours, à cause de la manière serrée dont l'arachnoïde est unie à la dure-mère ; le décollement de ces deux membranes ne peut s'opérer que petit à petit. Du reste, cette affection présente une ressemblance frappante avec le ramollissement du cerveau. »

A la page 512, il cite l'observation de la rupture d'une veine encéphalique chez un courrier, mais il ne l'accompagne d'aucune réflexion.

M. le professeur Velpeau dit, dans sa thèse sur le trépan (1834), avoir vu à la clinique de M. Bougon, en 1825, un foyer sanguin dans l'arachnoïde, lequel foyer était entouré d'une pellicule mince, simulant parfaitement l'arachnoïde ; mais il a cependant reconnu que celle-ci était intacte (p. 57).

M. Longet, ancien interne à Bicêtre, cite dans sa thèse une observation curieuse d'apoplexie méningée, prise pour un ramollissement. Il pense, relativement aux symptômes, que les différences bien tranchées que présente cette maladie, sous le rapport des lésions du mouvement, s'expliquent très-bien par la rapidité et le volume variables de l'épanchement ; que l'apoplexie méningée diffère de la cérébrale par ses prodrômes et la lenteur de son invasion ; enfin, il cite des observations déjà connues d'hémorrhagies méningées guéries.

A l'article *Encéphale* du *Dictionnaire* en 25 volumes, M. Foville examine avec un soin tout particulier ce qui est relatif aux fausses membranes arachnoïdiennes et aux collections sanguines qui ont lieu dans les enveloppes cérébrales. Suivant lui, il n'y a qu'une faible différence entre les fausses membranes et l'hémorrhagie méningée. Dans le premier cas, la fibrine seule est exhalée ; dans le second, il y a à la fois la fibrine et les autres parties du sang.

M. Foville regarde comme douteux les épanchements spontanés entre le crâne et la dure-mère, et comme à peu près impossibles ceux qui se feraient entre cette dernière membrane et l'arachnoïde ; il s'étonne aussi qu'on ait pu placer là le siége des fausses membranes. « Que ne soutient-on, dit-il, que la production accidentelle est aussi dans ce lieu quand elle est volumineuse ? que ne soutient-on qu'elle est entre l'arachnoïde et la pie-mère ? » Cette dernière objection n'est pas bonne, à mon avis ;

car je suis convaincu qu'il peut s'exhaler du sang dans cet espace, c'est une chose que j'ai vue d'une manière évidente.

Quant à l'origine du sang, s'il est placé entre la fausse membrane et l'arachnoïde, il est certainement produit de l'arachnoïde, si la production accidentelle est inorganique; si au contraire elle est organisée, le sang peut provenir d'elle ou de la séreuse; l'état du liquide sert à décider la question.

Ensuite, M. Foville entre dans quelques détails sur la manière dont le sang épanché vient à s'enkyster, et pense que l'examen attentif de ces sortes d'hémorrhagies permet très-bien de reconnaître si ce liquide a précédé la fausse membrane, ou lui a succédé.

Il cite une observation d'épanchement arachnoïdien, suite d'une contusion violente. C'est l'exemple de Henri II, blessé à mort par Montgomery dans un tournois, et à l'autopsie duquel on trouva un foyer sanguin dans l'intervalle des membranes.

M. Baillarger a l'honneur d'avoir le premier, à la Société anatomique, en 1834, éveillé l'attention sur le siége des hémorrhagies méningées et sur les causes d'erreur qui ont trompé jusqu'ici les anatomo-pathologistes. Dans une excellente thèse soutenue en 1837, il nie que le sang puisse s'exhaler en quantité notable entre l'arachnoïde et la dure-mère, donne à l'appui un certain nombre de preuves bien choisies, et finit en annonçant que la plupart des fausses membranes arachnoïdiennes sont le résultat d'épanchements sanguins.

M. Abercrombie cite des observations d'exhalation de sang qui eurent lieu probablement dans la cavité de l'arachnoïde; je dis probablement, car il ne donne pas de détails, et se contente de placer le sang à la surface des membranes; il cite une observation d'apoplexie méningée avec des symptômes intermittents, et n'a pas l'idée de les expliquer par l'intermittence de l'épanchement du liquide.

M. Delaberge, à l'article *Apoplexie du compendium*, a rencontré plusieurs fois des épanchements dans l'arachnoïde avec hémiplégie du côté opposé; il pense que le diagnostic de cette affection est une chose impossible à poser; il va même, ce qui est singulier, jusqu'à se demander s'il est possible à l'apoplexie méningée de guérir.

M. Ollivier cite, dans son ouvrage sur les maladies de la moelle, plusieurs observations remarquables d'épanchement de sang autour de ses membranes. Tantôt, dit-il, le sang vient du canal vertébral et se répand dans les cavités du cerveau, en suivant une marche ascendante; tantôt, au contraire, il passe des cavités cérébrales dans celle du rachis. Il attribue, du reste, à l'irritation causée par la présence du sang les convulsions et les contractures qui existent dans presque toutes ses observations.

Maintenant que nous avons jeté un coup d'œil sur ces nombreux travaux, nous allons commencer par l'anatomie pathologique, guide le plus sûr que nous puissions prendre pour nous diriger dans ce dédale des maladies de l'encéphale. Les épanchements sanguins dans les membranes offrent à étudier leur siége par rapport aux espaces intermembraneux dans lesquels ils sont contenus, et relativement à leur contact avec telle ou telle partie des centres nerveux. Ensuite, viendra l'étude du sang lui-même, des fausses membranes, des enveloppes cérébrales, de leurs vaisseaux; celle de la substance cérébrale, et enfin des altérations des autres organes de l'économie.

Mais avant de dire où l'épanchement peut se faire, il est, je crois, convenable de décider de suite une question en litige au sujet de ce siége, c'est-à-dire s'il peut se produire des épanchements sanguins entre la face interne de la dure-mère et la face externe de l'arachnoïde: l'épanchement est-il possible? a-t-il eu lieu? Je crois pouvoir répondre négativement à ces deux questions; bien entendu que par épanchement, j'entends une véritable collection de liquide, car je ne prétends pas soutenir qu'une ecchymose ne puisse exister dans le lieu en question. J'invoquerai, en faveur de mon opinion, plusieurs ordres de preuves que j'emprunterai successivement à l'anatomie normale et pathologique des enveloppes du cerveau et à l'anatomie normale et pathologique des séreuses en général.

Et d'abord que nous montre l'anatomie, quand nous examinons dans quel lieu se ferait l'épanchement entre l'arachnoïde et la dure-mère? que cette dernière membrane est tapissée à sa face interne par une séreuse plus mince qu'une pelure d'oignon, unie à elle par du tissu cellulaire et des vaisseaux qui ne contiennent que peu de sang dans l'état naturel, et que les injections les plus fines ne peuvent, si je ne me trompe, pénétrer; et l'adhérence de ces deux feuillets a paru si intime aux anatomistes, qu'ils les ont pour ainsi dire identifiés dans leur description, et ont donné à la dure-mère le nom de membrane fibro-séreuse; et on veut que ces liens si intimes soient rompus subitement; qu'il se forme entre ces deux membranes un espace qui se remplisse de sang! Mais encore d'où viendrait ee sang? La dure-mère en reçoit peu pour son compte, comment pourrait-elle en fournir assez à sa voisine pour permettre une effusion aussi abondante? Dans l'état normal le feuillet externe de l'arachnoïde paraît devoir être tout à fait étranger à l'exhalation et à l'absorption : c'est au feuillet viscéral accolé à la pie-mère que ces fonctions sont dévolues; mais, en supposant même que le feuillet pariétal de l'arachnoïde pût jouir de cette prérogative, ce serait à sa face libre et non à sa face adhérente qu'il s'épancherait du sang; car, s'il est vrai que certaines séreuses exhalent et absorbent par leurs deux faces, il est juste de remarquer que dans ce cas ces deux faces sont libres comme on le voit pour l'arachnoïde vertébrale. C'est précisément parce que ces conditions d'exhalation n'existent pas pour la face externe du feuillet arachnoïdien pariétal, qu'on n'y a jamais trouvé de sérosité, et cependant chacun sait que toutes les séreuses ont la propriété d'exhaler de la sérosité. Jamais on n'a rapporté d'observation d'épanchement séreux déprimant l'arachnoïde pariétale, et la raison en est bien simple; la voici : c'est que, dans les cas où on a trouvé de la sérosité à la surface du cerveau, comme il n'y avait pas autour de fausse membrane organisée de manière à en imposer pour l'arachnoïde, on a reconnu le siége véritable de l'épanchement dans la cavité arachnoïdienne. Mais je veux bien admettre pour un moment que le sang puisse s'épancher entre l'arachnoïde et la dure-mère; est-ce qu'il ne saute pas aux yeux que ce feuillet arachnoïdien si mince, distendu subitement par une couche épaisse de liquide, se rompra en un instant? il est vrai qu'il repose à sa face inférieure sur le cerveau qui le soutient; mais la pie-mère et le feuillet viscéral de l'arachnoïde, dont la première est assez épaisse par elle-même, dont la seconde emprunte sa force à des plans fibreux subjacents, et qui, toutes deux, sont bien mieux protégées que l'arachnoïde extérieure contre les violences susceptibles d'agir sur elles de dedans en dehors, pressées qu'elles sont contre la dure-mère et les parois du crâne, point d'appui immobile, se laissent rompre par l'effort du sang qu'on regarderait comme incapable de produire le même effet sur l'arachnoïde externe. Voici quelques exemples de ces ruptures des membranes par le sang échappé de la substance cérébrale ou ayant pénétré dans les ventricules. Morgagni rapporte dans le premier volume de ses *Lettres*, page 184, que du sang épanché dans le cerveau s'était fait jour sous les membranes après avoir rompu préalablement la pie-mère et l'arachnoïde. M. Foville, à l'article *Encéphale* du *Dictionnaire* en 25 volumes, rapporte un cas analogue. Mon collègue et ami, M. Durand-Fardel, a observé un cas semblable à la Salpétrière. La membrane ventriculaire aussi n'oppose presque aucune résistance à la rupture, et les archives de la science fourmillent d'observations dans lesquelles le sang épanché dans le parenchyme cérébral s'est fait jour dans la cavité des ventricules. Je conclus de ces faits que, si un épanchement un peu considérable avait eu lieu dans un certain nombre de cas entre l'arachnoïde et la dure-mère, il y aurait eu quelquefois rupture du feuillet séreux et passage du sang dans la cavité de l'arachnoïde; or, si vous consultez les observations qui sont éparses dans les auteurs, et j'en ai bien lu pour ma part soixante-dix ou quatre-vingts, vous n'en rencontrerez pas un seul exemple, et cependant, dans certains cas, le feuillet séreux a eu à porter un poids de dix onces, et même de deux livres de sang.

L'observation de ce qui se passe dans les autres séreuses peut aussi jeter un grand jour sur cette question. Eh bien! si vous attachez quelque valeur aux inductions analogiques, remarquez que toutes les fois qu'une séreuse sera brusquement distendue, elle se déchirera, et c'est précisément pour cela que l'estomac a son grand épiploon, que les intestins ont un espace triangulaire dans lequel ils vont se loger quand ils augmentent de volume; et cela est si vrai, que si les limites de la distension prévue par la nature sont dépassées, il y a rupture à l'instant même. Je me rappelle avoir vu à l'hôpital Saint-Antoine, en 1836, une femme qui mourut d'un étranglement intestinal; une bride aplatissait le gros intestin au point de l'oblitérer complétement; au-dessus il y avait une énorme distension, et elle avait été portée si loin au niveau du colon, que le péritoine était déchiré à sa surface. J'ai eu bien soin de parler d'une dilatation brusque, car sans cela on aurait pu m'objecter la dilatation du péritoine dans les hernies et des autres séreuses, dans l'hydrocéphale, l'hydropisie des plèvres, l'hydropéricarde, l'hydrocèle; mais dans tous ces cas, comme on le sent bien vite, il y a une extension graduée, progressive. C'est pour cela aussi que quelques-uns des auteurs qui ont rapporté des observations d'hémorrhagies déprimant l'arachnoïde, ont exprimé leur étonnement en voyant l'intégrité de cette membrane. Aussi M. Andral dit-il, en citant une de ces observations: « C'est un cas rare d'anatomie pathologique; il est difficile de concevoir comment une membrane mince et ténue comme l'arachnoïde peut être séparée de la dure mère par du sang épanché sans se déchirer et se rompre. »

Mais il ne suffit pas de montrer que ces épanchements ne peuvent se faire, il faut aussi expliquer d'où vient l'erreur d'observation qui les a signalés; or le voici: l'étude des fausses membranes qui enveloppent le sang a fait voir que celles-ci s'étalent, s'amincissent de manière à représenter parfaitement les membranes séreuses sur lesquelles elles sont appliquées; de telle sorte que, si on n'apporte une attention infinie à l'examen des produits qu'on a sous les yeux, on les regarde comme des organes naturels; et cette disposition qu'on n'a remarquée que pour l'arachnoïde, est la même pour le péricarde, comme je l'ai constaté dernièrement dans un bel exemple de péricardite hémorrhagique, pour la plèvre, pour le péritoine aussi.

Obs. I.—*Épanchement de sang dans le péricarde.*

Ginot, âgée de soixante-un ans, entre à l'infirmerie de la Salpêtrière le 11 mai, avec les symptômes d'un ramollissement du cerveau et de la moelle; vers les derniers jours de son existence, elle éprouve de la fièvre, a de la peine à respirer, et meurt le 6 juin 1838. A l'autopsie, entre autres lésions, on constate que le péricarde est plein de sang; mais ce qui est remarquable, c'est que ce sang est enkysté, enveloppé qu'il est de tous côtés par une fausse membrane mince, tout à fait analogue à une séreuse; à la surface du cœur, le produit accidentel ressemble tellement au péricarde, que l'illusion est complète; mais après avoir enlevé la couche la plus superficielle de l'enveloppe du cœur, je reconnus aisément derrière la séreuse parfaitement intacte. Ce n'est pas tout la lame externe de la pseudo-membrane, soulevée par le sang, venait, aux limites de l'épanchement, s'unir au feuillet pseudo-membraneux viscéral, de sorte qu'il paraissait évident pour les personnes non prévenues qu'il y avait eu décollement du péricarde par le sang épanché entre lui et le tissu du cœur.

Obs. II — *Epanchement de sang dans la plèvre.*

La nommée Lurstragent, âgée de soixante-huit ans, passe environ deux mois à l'infirmerie de la Salpêtrière avec une pleurésie qui se termine par la mort. A l'autopsie, la cavité de la plèvre gauche est remplie de sang, en grande partie liquide; ce sang est renfermé dans une multitude de petites cavités, formées par des enveloppes pseudo-membraneuses, minces comme des toiles d'araignée, transparentes, ressemblant parfaitement à une pellicule séreuse; la plèvre elle-même est doublée dans toute son étendue par une mince fausse membrane, de laquelle se détachent toutes ces cloisons.

Obs. III. — *Epanchement de sang dans le péritoine.*

Grandjean, soixante-dix ans, entrée à la Salpêtrière le 29 juin 1858 avec une ascite, est ponctionnée le 14 et meurt le 22 juillet, avec tous les signes d'une péritonite. A l'autopsie, la cavité du péritoine est remplie de sérosité sanguinolente; la surface de la séreuse est dans plusieurs endroits doublée par une fausse membrane criblée de points rouges. A la face interne de celle-ci se trouve par places du sang coagulé, recouvert par une espèce de séreuse parfaitement transparente et pelliculaire ayant les caractères du péritoine lui-même, de sorte qu'au premier abord, on pouvait croire qu'on avait affaire à la séreuse abdominale.

Je me rappelle avoir vu, l'année dernière (1857), à Bicêtre, dans le service de M. le docteur Guersant, un cas d'épanchement de sang dans la tunique vaginale; malheureusement les détails ne me sont pas assez précis pour que je puisse l'affirmer; mais l'analogie permet de penser qu'il y avait là aussi une tunique vaginale accidentelle, de sorte qu'on peut ériger maintenant en une loi applicable à toutes les séreuses ce que M. Baillarger avait constaté pour une seule; savoir : que les fausses membranes, provenant du sang épanché dans les séreuses, peuvent revêtir identiquement le même aspect que les séreuses avec lesquelles elles sont en contact; et c'est une chose qu'il est facile de comprendre, quand on réfléchit que la séreuse artificielle est un produit du sang comme la séreuse naturelle; c'est une formation secondaire accidentelle, mais qui est soumise aux mêmes lois que la production primitive.

Cette disposition des fausses membranes, qui est une cause si puissante d'erreur, existe, non-seulement dans les séreuses admises par tous les anatomistes, mais encore dans une membrane qui n'a avec elle, suivant beaucoup d'auteurs, que des analogies, savoir la tunique interne des artères. En effet, il se dépose souvent à la face interne de ces vaisseaux, dans les cas d'anévrysmes, des concrétions très-minces, étalées, qui ont été souvent confondues avec leur membrane interne. Tous les auteurs parlent de la rupture de la tunique interne des artères comme d'un caractère distinctif, facile à constater pour reconnaître l'anévrysme avec rupture, et le distinguer de celui avec dilatation des tuniques; or, il est impossible de reconnaître dans la plupart des cas le point précis de la rupture de la tunique, parce qu'il s'est formé une fausse séreuse qui se continue insensiblement avec la véritable. Voici une observation remarquable par la parfaite ressemblance qui existait entre la membrane interne de l'aorte et une fausse membrane qui la doublait.

Obs. iv.—Le 30 octobre 1837, entre, à l'Hôtel-Dieu, salle Saint-Bernard, ..., âgé de cinquante-huit ans, ancien acteur. Cet homme a une tumeur fluctuante animée de battements à la partie antérieure et droite de la poitrine. Sous l'influence de l'acétate de plomb à l'intérieur, son état s'améliore beaucoup; mais il survient une pleurésie qui l'enlève. A l'autopsie l'aorte présente, peu après son origine, deux tumeurs anévrysmales, dont l'une est extrêmement remarquable, en ce que, à son niveau, la face interne du vaisseau est parfaitement lisse et unie; et cependant il existe en dehors une tumeur très-volumineuse formée de caillots sanguins renfermés dans la tunique externe hyper-trophiée; la tunique moyenne n'existe plus. Évidemment il y a eu là une rupture des deux tuniques internes; mais qu'est-il arrivé? A la surface des caillots concrétés, dans la poche anévrysmale il s'est étalé une fausse membrane mince qui, aux limites des couches sanguines, s'est confondue avec la membrane interne; de sorte qu'il semblait que les caillots étaient placés entre la tunique interne et la moyenne de l'artère.

C'est cette disposition trompeuse qui a fait admettre à Dupuytren l'existence soutenue par Lancisi, d'une variété d'anévrysme dans laquelle la tunique interne ferait saillie à travers les tuniques moyenne et externe déchirées: dans ce cas, il y a tout simplement continuation de la tunique interne avec une fausse membrane, et il est impossible, malgré l'attention la plus minutieuse, de reconnaître le point où la membrane interne finit, où la membrane moyenne commence. Il en est de même dans les fistules cutanées: la peau semble se continuer au bord de l'ouverture fistuleuse pour tapisser le trajet accidentel, tandis que c'est tout simplement une fausse membrane, une pseudo-muqueuse qui se confond avec la membrane cutanée.

Cette disposition trompe infailliblement les personnes non prévenues quand elles examinent les foyers sanguins arachnoïdiens; en effet, elles ouvrent la dure-mère, pénètrent dans une cavité pleine de sang, et au-dessus trouvent une membrane qui a tous les caractères de l'arachnoïde; elles veulent s'assurer si réellement c'est à cette membrane qu'elles ont affaire, et la suivent jusqu'aux limites de l'épanchement; là elles constatent bien nettement la continuation de l'enveloppe du foyer sanguin avec l'arachnoïde, elles en concluent que c'est la même membrane; mais si elles voulaient prendre la précaution d'enlever soigneusement tout le sang, elles arriveraient du côté de la dure-mère jusqu'à une seconde fausse membrane mince, et, celle-ci enlevée, jusqu'à l'arachnoïde intacte, mais devenue seulement un peu terne et rude par suite des adhérences du sac pseudo-membraneux.

L'examen de ce qui se passe dans les hémorrhagies des autres membranes séreuses, qui sont doublées, à l'instar de l'arachnoïde, par une membrane fibreuse, fournit encore un argument en faveur de mon opinion; la plèvre, le péricarde, au niveau du centre diaphragmatique, la tunique vaginale, n'ont jamais présenté de sang épanché entre leurs deux feuillets; on y trouve, et j'y ai trouvé quelquefois des taches de sang, comme on le voit aussi pour la dure-mère; mais ces taches de sang m'ont paru, dans bon nombre de cas, plutôt infiltrées dans la couche fibreuse la plus superficielle que dans l'intervalle des deux membranes. Au moins quand j'ai voulu enlever le sang épanché, j'ai presque toujours été obligé de gratter l'enveloppe fibreuse, afin de la débarrasser du liquide qui infiltrait ses mailles. Je pense que ces preuves accumulées suffiront pour ébranler la conviction des personnes qui doutent encore, et les engager, quand elles en auront l'occasion, à faire les recherches nécessaires pour découvrir la vérité; et ce qui me fait adopter cette opinion avec une grande confiance, c'est qu'il n'existe pas une seule observation par laquelle un anatomo-pathologiste, prévenu de la possibilité d'une erreur, ait constaté la présence d'un épanchement de sang entre l'arachnoïde et la dure-mère.

M. Baillarger disait, en 1834, dans les *Bulletins de la Société anatomique:* « Il est bien regrettable que M. Ménières, qui affirme avoir observé des cas d'épanchement entre la dure-mère et l'arachnoïde, ne les ait pas publiés; car, dans le cas où la validité de l'observation aurait été inattaquable, on aurait bien été obligé de convenir que ces épanchements sont possibles. »

J'ai été plus heureux que M. Baillarger. M. Ménières, à qui j'ai fait part de mes doutes, s'est prêté avec une obligeance parfaite à me fournir les renseignements que je pouvais désirer; il m'a avoué d'abord qu'à l'époque où il avait recueilli ses observations, il n'était pas prévenu de la possibilité d'une erreur. En effet, le travail de M. Baillarger est de 1834, et les observations de M. Ménières son de 1827. Voici, au reste, la substance de l'observation sur laquelle se fonde ce médecin distingué pour admettre la réalité de l'épanchement sanguin entre l'arachnoïde et la dure-mère. Il s'agit d'un homme de soixante ans, qui mourut à l'Hôtel-Dieu, le 1er avril 1827, après six jours de coma, et chez lequel à l'autopsie on trouva un foyer de sang large comme la paume de la main à la surface de chaque hémisphère cérébral. M. Ménières est convaincu que le sang était placé entre l'arachnoïde et la dure-mère; les preuves qu'il a bien voulu me donner à l'appui de son opinion, sont les suivantes : 1° l'épanchement était circonscrit; comment expliquer cette particularité, en admettant que le sang était épanché dans la cavité arachnoïdienne? Il me semble qu'il n'est pas difficile de comprendre qu'un épanchement arachnoïdien puisse être circonscrit, pour peu qu'on veuille se rappeler que fréquemment dans le péritoine, cette vaste séreuse, plus étendue à elle seule que toutes les autres réunies, il se fait des épanchements circonscrits. Ce qui pourrait rendre, au premier abord, cette disposition difficile à comprendre, c'est qu'on se figure un épanchement de sang très-rapide, et qui, comme tel, doit se propager instantanément aux parties voisines; mais qu'on admette que le sang a été exhalé petit à petit, et la difficulté est résolue. 2° Le feuillet placé au-dessous du foyer sanguin était l'arachnoïde, puisqu'aux limites de l'épanchement il se continuait avec celle-ci;—j'ai, je pense, assez longuement insisté sur le peu de valeur de cette objection pour être dispensé d'y revenir de nouveau. 3° Ce feuillet était inégal à sa face tournée vers la dure-mère : — raison de plus pour croire que c'était une fausse membrane; car, comme je l'ai dit plus haut, l'arachnoïde de nouvelle formation n'est jamais tout à fait lisse et polie comme l'arachnoïde naturelle. —4° Ce feuillet n'était pas une fausse membrane, car il était organisé, et en six jours il n'aurait pu acquérir ce degré de perfection.— Je citerai plus bas une observation dans laquelle la fausse membrane qui enveloppait le sang était exactement du même âge ou même avait un jour de moins, et était bien organisée.

Maintenant passons à l'étude du siége de l'hémorrhagie méningée.

Et d'abord en procédant de dehors en dedans, le sang peut-il s'épancher entre la dure-mère et la face interne du crâne? Oui certes si l'on veut parler des hémorrhagies traumatiques; en effet, dans les fractures du crâne, dans les chutes sur la tête, il est assez commun de voir des épanchements de sang considérables dans l'intervalle du crâne et de la dure-mère; mais je ne dois m'occuper que des cas dans lesquels il y a eu épanchement spontané. Eh bien! ces cas sont rares, je n'en connais que deux observations : l'une qui est relative à un épanchement, suite de rupture d'un vaisseau du diploé rongé par une carie, et qui est citée par Abercombrie (p. 550, *des Maladies de l'Encéphale et de la Moelle épinière*) d'après M. Watts, l'hémorrhagie s'opéra entre la dure-mère et l'os, par l'usure d'un vaisseau correspondant à une carie du pariétal: le malade fut frappé subitement d'hémiplégie à droite et périt en cinq jours; la carie n'était pas plus large qu'une pièce d'un demi schelling. L'autre est citée par M. Rochoux, dans son Traité de l'apoplexie. Il s'agit d'un M. Empetaz, négociant, qui perdit tout à coup connaissance; puis survinrent des convulsions, une hémiplégie à droite et la mort le troisième jour. A l'autopsie, la dure-mère était décollée à la partie supérieure du crâne dans l'étendue de trois ou quatre pouces; il y avait dans cet intervalle deux onces de sang coagulé noirâtre, et de plus d'autres altérations dans le cerveau : dans ce cas, l'épanchement de sang a été spontané; mais évidemment il était le résultat de la rupture des vaisseaux, car la dure-mère, adhérente qu'elle est à la voûte crânienne, ne peut en aucune façon exhaler de liquide; elle ne peut le répandre que quand les vaisseaux qui l'unissent au crâne éprouvent une solution de continuité; aussi ces épanchements sont-ils dans des conditions essentiellement différentes de celles où se trouvent les collections qui, placées dans les cavités séreuses, sont susceptibles d'être absorbées avec une grande facilité. Du reste, je ne parlerai pas davantage de cette variété sous le point de vue anatomo-pathologique, et je passerai à l'étude des hémorrhagies bien autrement intéressantes et nombreuses, qui ont leur siége dans la cavité de l'arachnoïde. C'est là qu'elles sont le plus fréquentes; au moins sur quarante-une observations, vingt-trois fois c'est ce lieu qu'elles ont occupé; aussi les travaux qui ont eu pour but dans ces derniers temps l'apoplexie méningée ne s'occupent guère que des hémorrhagies dans la cavité de l'arachnoïde; c'est aussi de celles-là que je traiterai plus spécialement, sans cependant négliger l'étude des autres : car le sang peut s'épancher entre l'arachnoïde et la pie-mère, et remplir les intervalles triangulaires qui séparent ces deux membranes; dans ce cas, le sang peut très-bien provenir d'une exhalation, car on sait que le feuillet viscéral de l'arachnoïde jouit par ses deux faces des propriétés dévolues aux membranes séreuses. Quand un vaisseau de la surface du cerveau se rompt précisément au niveau de l'intervalle qui sépare l'arachnoïde de la pie-mère, il en résulte un épanchement dans ces espaces, comme je le montrerai plus bas en citant une belle observation de déchirure de la carotide interne; au reste dans tous ces cas le sang s'infiltre avec beaucoup de facilité; il marche rapidement d'un lieu à un autre, et recouvre quelquefois toute la circonférence cérébrale. Il est assez commun également de rencontrer dans ce point des ecchymoses assez bien circonscrites, quelquefois très-multipliées, et qui ne se manifestent pendant la vie par aucun symptôme. Il paraît aussi que la pie-mère et la surface du cerveau peuvent être séparées par une couche sanguinolente, au moins c'est ce que je crois avoir constaté deux ou trois fois, tant à Bicêtre qu'à la Salpétrière, et c'est l'opinion qu'émet Abercombrie, en s'appuyant sur les observations de Tulpius et de Fernel. Le sang peut aussi s'épancher dans les ventricules, et de là pénétrer, malgré les valvules de Tarin, dans la cavité sous-arachnoïdienne de la moelle épinière, comme je l'ai vu bien manifestement dans un cas d'épanchement de sang dans les ventricules.

Lorsque c'est la cavité arachnoïdienne qui est le siége du foyer sanguin, l'épanchement peut être circonscrit ou diffus; la circonscription s'expliquerait difficilement dans une cavité aussi vaste si on ne faisait intervenir la lenteur de l'exhalation et la résistance des parties voisines; autrement, quand le liquide sort avec une certaine impétuosité, il se propage rapidement dans tous les sens, passe des parties supérieures du cerveau aux inférieures et réciproquement; quelquefois même, comme j'en citerai un exemple plus loin, l'épanchement d'un côté communique avec celui de l'autre à la base de l'encéphale. Recherchons maintenant, non plus la cavité dans laquelle le sang est épanché, mais les différentes parties des centres nerveux avec lesquelles il est en contact.

Le sang s'est épanché :	
autour du cerveau, du cervelet et de la moelle épinière	1 fois.
autour du cervelet et de la moelle (dans son quart supérieur	1
sur presque toute l'étendue des hémisphères, le siége précis étant indéterminé	13
id. le siége étant déterminé :	
à la face supérieure des deux côtés	4
à la face supérieure et à l'inférieure des deux côtés	3
à la face supérieure et à l'inférieure gauche et à la supérieure droite	1
à la face inférieure des deux cotés	2
autour d'un seul hémisphère, le gauche	1
—sur une partie d'un seul hémisphère	
1° à gauche :	
à la partie supérieure et à l'inférieure en arrière	5
à la face supérieure	2
à l'inférieure	1
2° à droite :	
à la face supérieure et à l'inférieure	1
à la supérieure	1
dans les ventricules, siége *indéterminé*	1
à la fois dans les deux ventricules	1
autour du cervelet à gauche	1
id. de la moelle	2
dans les ventricules et la moelle	1
	40

Ainsi le sang s'est vingt-trois épanché à la fois sur les deux hémisphères, sur un seul entier, le gauche, une fois; en partie sur le gauche une fois; sur le droit deux fois, et dans les cas où l'épanchement avait lieu des deux côtés, si on le considère sur chaque hémisphère isolément pour analyser la fréquence relative de son siége à la face supérieure et à la base, on trouve que vingt-trois fois le sang était situé à la face supérieure d'un hémisphère, douze fois à la face inférieure. Nous pouvons déjà de ce résultat conclure que ces épanchements sont fréquemment diffus, occupent une grande surface; par conséquent leur action devra être vague et étendue, et leur influence sur les fonctions cérébrales beaucoup moins nette et localisée, que si le liquide comprimait des parties circonscrites. Une chose remarquable aussi, c'est la fréquence des épanchements à la face supérieure de l'encéphale, fréquence qui rapproche, jusqu'à un certain point, cette maladie de l'inflammation des méninges qui est beaucoup plus commune d'après les relevés de MM. Martinet et Parent Duchâtelet à la face supérieure qu'à la base du cerveau.

La quantité du liquide épanché varie singulièrement dans les différents cas, et, depuis un gros jusqu'à deux livres, on a rencontré presque tous les poids intermédiaires; mais celui qui s'est présenté le plus souvent variait de quatre à six onces. Dans tous les cas, il est impossible d'indiquer d'une manière bien exacte les proportions relatives de la partie solide et de la partie liquide du sang, d'autant plus que ces proportions sont altérées par plusieurs circonstances, entre autres par l'exhalation consécutive de sérosité, qui vient presque toujours se mêler à celle qui a été séparée du sang : qu'il me suffise de dire que le plus souvent on trouve à la fois au bout d'un temps variable, des caillots et de la sérosité, que le liquide est presque toujours louche et trouble, rougeâtre, mêlé de grumeaux de couleur et de circonstance variable, les uns foncés, les autres pâles; que le sérum, au bout d'un certain temps, est absorbé petit à petit, et laisse à la fin les caillots seuls, comme le démontrent les autopsies faites à des époques de plus en plus éloignées du jour de l'épanchement, et dans lesquelles on rencontre d'abord du sang pur, puis une couche fibrineuse enveloppant le sang, puis des caillots noirâtres, qui pâlissent et finissent par perdre tout à fait la matière colorante dont ils étaient chargés; si l'épanchement a eu lieu très-peu de temps avant la mort, cinq minutes par exemple, le sang est tout à fait liquide (Abercrombie); au bout de cinq jours (observations de MM. Menières et Longuet), on trouve déjà une fausse membrane bien distincte; ce produit pathologique étudié avec beaucoup de soin par MM. Baillarger, Longet, Calmeil, Foville, rapporté à une méningite chronique par Bayle, mérite de fixer un instant notre attention.

M. Baillarger pose en fait qu'elles sont très-communes chez les aliénés, tellement communes, que sur huit d'entre eux, un au moins à l'autopsie en présente des traces manifestes; je crois que cette proportion est exagérée; les renseignements que M. Ferrus, médecin en chef du service des aliénés à Bicêtre, a eu la bonté de me donner sur ce sujet, les autopsies nombreuses dont jai été témoin dans l'hospice de la Vieillesse (hommes), le témoignage de mon ami M. Aubanel, interne à cet hôpital, dans le service des aliénés, en 1837, me forcent de rejeter ce chiffre comme trop élevé. Ces messieurs n'ont pas précisément établi la proportion des autopsies dans lesquelles ils ont rencontré les fausses membranes. Mais je crois pouvoir affirmer qu'on se rapprocherait de la vérité, en admettant leur presence dans un vingtième des cas au plus. M. Baillarger ne parle des fausses membranes que chez les aliénés, ce qui pourrait faire penser jusqu'à un certain point qu'on n'en rencontre guère que dans cette classe de malades: je suis convaincu que c'est une maladie assez fréquente chez les vieillards; au moins depuis sept mois que je suis à la Salpêtrière, six cas en ont été observés, et M. Noël Guéneau de Mussy, qui a passé une année dans le même hopital, en 1836, m'a dit avoir recueilli huit observations analogues. M. Baillarger a fort bien fait voir que la plupart des fausses membranes qu'on rencontre dans la cavité de l'arachnoïde sont le résultat, la trace d'anciennes hémorrhagies méningées; j'adopte entièrement cette opinion, et je ne sais même si les fausses membranes que M. Foville a rencontrées dans l'arachnoïde d'aliénés (art. Méningite, du dictionn. en quinze vol.) n'ont pas été prises à tort par ce savant médecin pour le produit d'une inflammation pure et simple, d'une arachnitis; aussi M. Foville, en rapportant ses observations, a-t-il soin de dire que les signes des inflammations arachnoïdiennes dont il a été témoin ne ressemblent guère à ceux que donnent les auteurs. Et que c'est chez les aliénés réduits à une stupidité profonde qu'il les a rencontrés.

M. Baillarger a très-bien reconnu que la fausse membrane, qui circonscrit, au bout d'un certain temps, le foyer sanguin est presque toujours double, de manière à représenter un sac sans ouverture, comme une séreuse, et que cette espèce de sac adhère fréquemment au feuillet pariétal de l'anachnoïde; seulement il a tort, je crois, de dire que la fausse membrane adhère constamment à ce feuillet pariétal: c'est vrai le plus souvent; mais il y a encore des exceptions assez nombreuses. Dans deux observations recueillies à Bicêtre par M. Aubanel, cette adhérence n'existait pas; il en est de même d'un fait rapporté par M. Foville.

Quoi qu'il en soit, les propriétés physiques de ces fausses membranes varient singulièrement; car elles sont quelquefois très-minces, de manière à présenter une ressemblance frappante avec la véritable arachnoïde, quelquefois elles sont plus épaisses, puisqu'elles ont dans quelques cas jusqu'à une ligne d'épaisseur, comme le montrera plus loin une observation de M. Aubanel, et cette épaisseur va ordinairement en augmentant à mesure que l'épanchement devient plus ancien; leur couleur est analogue à celle du liquide qu'elles contiennent, sang, sérosité, liquide séro-sanguinolent; leurs surfaces sont un peu rugueuses et inégales dans les points où elles touchent les caillots; à une certaine époque plus avancée, elles reçoivent des vaisseaux qu'on voit d'abord se creuser dans leur substance comme autant de points rouges, qui plus tard apparaissent très-manifestes, isolés de la grande circulation, et qui finissent enfin par s'aboucher avec les canaux voisins. Arrivée à ce degré de perfection, la fausse membrane peut exhaler du sang, comme le prouvent les observations nombreuses dans lesquelles on a trouvé un liquide, ayant tous les caractères physiques et chimiques du sang, épanché dans des cavités pseudo-membraneuses organisées, tandis que lui-même n'y avait été versé que depuis un court espace de temps; et de là une difficulté qui s'est présentée assez souvent dans nos premières autopsies d'apoplexie méningée, à M. Aubanel et à moi; nous trouvions dans un sac arachnoïdien organisé depuis longtemps des concrétions sanguines décolorées, des caillots de sang noir, et enfin du liquide rouge paraissant épanché depuis peu; il était bien manifeste qu'il y avait eu là deux épanchements, dont l'un, ancien, avait été le produit de l'exhalation de la séreuse, mais dont le dernier provenait évidemment de la fausse membrane organisée, puisque le sang était liquide et récemment épanché, postérieur par conséquent à l'organisation du kyste qui l'enveloppait. Ce n'est pas tout : non-seulement elle exhale du sang, elle peut exhaler aussi de la sérosité; l'arachnoïde de nouvelle formation, présentant tous les caractères anatomiques de la véritable arachnoïde, en présente aussi la plupart des caractères physiologiques : ainsi elle exhale et absorbe, propriétés bien importantes et qui rapprochent tout à fait ces fausses membranes de celles qui se forment dans le cerveau, à la suite d'hémorrhagie cérébrale parenchymateuse; eh bien! comme ces fausses membranes, les sacs arachnoïdiens peuvent, aussi se débarrasser du sang qu'ils contiennent, de sorte que si on examine les membranes cérébrales de sujets qui ont éprouvé une hémorrhagie méningée, depuis un temps de plus en plus éloigné, on trouve, dans l'arachnoïde, d'abord, un kyste encore plein de sang et de sérosité; plus tard de la sérosité sanguinolente et des caillots fibrineux décolorés; plus tard une double fausse membrane, renfermant un peu de sérosité par places, dans l'intervalle de ses lames adhérentes. Je suis convaincu que les fausses membranes, que M. Foville nous a données comme le caractère anatomique de l'arachnitis, ne sont autre chose, quelques-unes du moins, que des restes d'épanchements sanguins guéris ou en voie de guérison; et cela me paraît d'autant plus vraisemblable, qu'il dit, dans une de ses observations, qu'un épanchement de sang dans la fausse membrane avait déterminé la mort: je serais porté à penser que l'épanchement de sang a peut-être au contraire été la cause de la fausse membrane, mais le défaut de détails m'empêche de me prononcer.

Voici maintenant quelques exemples de guérisons d'apoplexies méningées. L'année dernière, à Bicêtre, un de nos collègues a trouvé, dans la cavité de l'arachnoïde, un de ces sacs, qui avait contenu du sang et qui avait fini par s'en débarrasser; dans quelques points il restait encore une cavité remplie par des caillots fibrineux décolorés; dans d'autres points, il y existait un peu de sérosité; d'autres parties présentaient une adhérence complète des deux feuillets pseudo-membraneux de l'arachnoïde, et disparition complète de sa cavité. Abercrombie, pag. 591, cite une observation analogue, qui est fort curieuse.

« Un homme de soixante-quatorze ans a une attaque d'apoplexie sans paralysie. Agitation, puis rétablissement en six semaines après une large saignée. Il avait la mémoire troublée, l'intelligence obtuse, mais rien du côté du sentiment ou du mouvement. Il succomba à une affection thoracique au bout de vingt mois. Jamais son esprit n'avait été aussi lucide que le jour de sa mort. A l'autopsie huit onces de liquide s'écoulent, et aussitôt l'arachnoïde s'affaisse. Épaississement de cette membrane et de la pie-mère. On reconnait une matière jaune, ferme, occupant le côté externe de l'hémisphère gauche. On constate que c'était un kiste affaissé existant *entre l'arachnoïde* et *la dure-mère*. Sa texture était la même que celle des parois des foyers du cerveau, on ne pouvait guère douter que cette partie n'eût été le siége d'une extravasation résorbée. »

Mais, chose curieuse, ce n'est pas seulement à la surface du cerveau qu'on trouve de ces kystes, traces d'une guérison achevée; il peut en exister aussi dans ses ventricules latéraux; M. Abercrombie cite, si je ne me trompe, un cas dans lequel il trouva, chez une personne guérie d'une apoplexie, un sac placé dans un ventricule latéral, et renfermant du sang et de la sérosité; M. Riobé aussi parle d'un homme, qui, à la suite d'une apoplexie méningée ventriculaire, était resté hémiplégique du côté gauche: le rétablissement fût graduel, et ne devint complet qu'au bout de dix-huit mois, époque à laquelle cet homme mourut d'une pneumonie; il y avait dans le ventricule latéral droit une petite quantité de sang coagulé, et la membrane qui tapisse ce ventricule était jaunâtre et fort épaissie. Le reste du cerveau était sain.

Dans ce cas n'y a-t-il pas identité parfaite entre la fausse membrane qui se forme dans les ventricules et celle qui s'organise dans le parenchyme cérébral, et à la cavité de laquelle on pourrait, à juste titre, donner le nom de *ventricule accidentel*, se développant au sein du cerveau?

Quant à l'origine de ces fausses membranes, je crois qu'elles sont, dans quelques cas, le résultat de la séparation mécanique du sang en partie liquide et partie solide; du moins j'ai très-bien vu, dans une observation d'apoplexie méningée récente, la couche de sang la plus rapprochée de la séreuse s'étaler en fausse membrane et se confondre par gradation avec la couche liquide qui la recouvrait: ce n'était pas, à proprement parler, une fausse membrane; c'était une couche de sang coagulé; dans d'autres cas, le coagulum en question est le résultat de l'inflammation produite par le contact du sang avec la séreuse; est-ce la partie coagulable de ce liquide qui se transforme en matière organisable, ou est-ce la séreuse, qui, sous l'influence d'une excitation secrète de la lymphe plastique? Ce qui est certain, c'est que, des liquides qui peuvent accidentellement s'introduire dans l'intérieur de nos tissus le sang est peut-être celui qui s'enveloppe d'une fausse membrane avec le plus de facilité: est-ce à ses qualités irritantes qu'il doit ces propriétés? est-ce parce que, même hors des vaisseaux qui le contenaient, il conserve encore, de la vie dont il était le véhicule, quelques germes qui, en se développant, font revivre quelques-unes de ses parties constituantes, en les dotant de l'organisation?—M. Cruveilhier pense que presque toujours le sang qui se trouve dans l'arachnoïde est le produit de la rupture des vaisseaux encore très-friables des fausses membranes; il me semble qu'il est impossible de ne pas admettre que, dans beaucoup de cas, le sang vient véritablement de la séreuse et non de la fausse membrane, quand on veut songer que, dans un certain nombre de cas, on trouve du sang épanché, mais aucune trace de fausses membranes.

Si de l'étude du produit de l'hémorrhagie nous passons à l'examen de sa cause matérielle, nous faisons de suite deux grandes classes d'épanchements: dans la première, nous rangeons l'hémorrhagie par rupture de vaisseaux; dans la seconde, celle qui a lieu par exhalation. Je ne puis, relativement au degré de fréquence de ces deux ordres de causes, partager l'opinion de M. Serres, qui affirme que toutes les fois que dans un cas d'apoplexie méningée on veut faire avec soin l'examen des vaisseaux, on trouve nécessairement la source de l'épanchement sanguin; M. Gendrin est du même avis, mais il est moins absolu; M. Rochoux, lui, combat cette assertion, et affirme que, dans plusieurs cas les recherches les plus attentives ne lui ont pas permis de constater la lésion d'un seul vaisseau: je ne pense pas que, dans le cas d'épanchement de sang dans la cavité de l'arachnoïde, on puisse dire qu'il y a eu rupture de quelques vaisseaux. De quels vaisseaux voudrait on parler? Des vaisseaux sous-arachnoïdiens? Mais alors l'épanchement se serait fait sous l'arachnoïde, et c'est précisément ce qui n'a pas lieu: je me trouve donc encore obligé d'avancer, contrairement à l'opinion d'un grand anatomiste, qu'il n'est pas exact de dire que jamais le liquide rougeâtre exhalé par les séreuses dans le cas d'hémorrhagie spontané, n'est du véritable sang, qu'une rupture des vaisseaux est indispensable pour qu'il puisse en sortir, et que son défaut de coagulation dans ce cas prouve que ce n'est pas du véritable sang.

J'opposerai à cette opinion deux ordres de preuves; des preuves rationnelles et des preuves matérielles, qui me paraissent irréfragables.

Et d'abord beaucoup d'observateurs, comme MM. Abercrombie, Rochoux, Calmeil, ont examiné avec grand soin sur le cadavre les hémorrhagies méningées que le hasard a fait passer sous leurs yeux, et ils n'ont rencontré aucune trace de maladie vasculaire, et cependant M. Rochoux est fort habitué à ce genre de recherches. M. Ferrus est arrivé au même résultat. M. Aubanel et moi, dans les cas que nous avons rencontrés, avons acquis la même certitude; MM. Giraud et Burguières n'ont pas été plus heureux; en outre, les différents observateurs ont noté fréquemment la présence de caillots sanguins dans des cavités naturelles, quoique l'on n'ait pu découvrir la moindre trace de rupture. Morgagni, Abercrombie, citent de nombreuses observations dans lesquelles on trouva dans les ventricules latéraux du cerveau du sang coagulé sans la moindre lésion vasculaire, chose plus facile à constater dans ces cavités lisses qu'à la surface du cerveau enveloppé par un réseau vasculaire si abondant, qu'une lésion pourrait échapper facilement à des recherches attentives: mais je ne me suis pas contenté de ces preuves; j'ai voulu m'assurer que le liquide exhalé était bien du sang; j'ai donc, dans un cas d'hémorrhagie dans le péricarde, observé à la Salpétrière, hémorrhagie complétement indépendante d'une lésion vasculaire, hémorrhagie par exhalation s'il y en fût jamais, recueilli soigneusement, avec une pipette, onze gram. de liquide renfermé dans le péricarde; soumis à une température de vingt degrés pendant un temps convenable, il s'est évaporé complétement et a laissé pour résidu une poudre amorphe d'un rouge brun, ressemblant parfaitement à du sang desséché, du poids de 2 gram. 5; par conséquent le liquide renfermait 8 gram. 5 d'eau, avant d'être soumis à l'évaporation; dans l'état ordinaire le sang est formé, d'après M. Thénard de mat. solid. 2,161
ainsi le rapport des parties solides aux parties mat. liquid. 7,859

10,000

liquides dans le fluide soumis à l'expérience, a été le même à peu près que dans le véritable sang; or il n'est pas dans l'économie un seul produit, si ce n'est le sang, qui puisse présenter les caractères physiques et chimiques que nous venons de donner, et quoique le temps n'ait pas permis de faire une analyse véritable, cependant il me paraît raisonnable de penser que le liquide épanché dans le péricarde était véritablement du sang; je crois donc pouvoir avancer que les membranes séreuses peuvent exhaler du véritable sang coagulable dans leur cavité, et que la condition *sine qua non* de l'épanchement de ce liquide n'est pas la rupture de quelques vaisseaux.

Quand l'hémorrhagie méningée provient de la lésion d'un vaisseau, on observe que la solution de continuité a lieu le plus souvent à la face inférieure du cerveau, parce que c'est dans ce point que sont concentrés les troncs vasculaires, qui vont arroser tout l'encéphale; ainsi on a vu le basilaire, le cérébrale antérieure, la communicante rompus; on a vu, et j'ai vu moi-même la rupture de l'artère carotide; quelquefois le sang vient à la fois de plusieurs vaisseaux du chevelu, qui naît des troncs principaux, pour se plonger dans la pulpe nerveuse.

Les veines se sont ouvertes aussi quelquefois; mais jusqu'à présent je ne connais que des observations de rupture de sinus : les latéraux ont été le plus communément affectés; la rupture du plexus choroïde a quelquefois aussi déterminé un épanchement de sang dans les ventricules : on peut, dans ce cas, avoir affaire à une rupture artérielle ou veineuse; le plus souvent, je pense, aux deux en même temps; enfin, l'épanchement de sang dans les membranes peut avoir lieu par suite de la rupture des couches cérébrales qui séparent un foyer sanguin dans le parenchyme des cavités ventriculaires internes, ou des cavités méningiennes en dehors. L'hémorrhagie méningée est dans ce cas tout à fait secondaire et offre peu d'intérêt; qu'il y ait, au reste, rupture d'artère ou de veine, le sang peut s'épancher dans la cavité de l'arachnoïde entre celle-ci et la pie-mère, et enfin dans l'intervalle qui sépare cette dernière de la substance cérébrale.

Il est très-probable que ces épanchements sanguins se font fréquemment d'une manière intermittente; ainsi, quand un vaissau artériel est rompu de telle manière, que le sang se répande sous l'arachnoïde, ce liquide s'infiltre petit à petit dans les anfractuosités de la pie-mère; détachant progressivement ses faibles adhérences, il marche tant que la puissance qui le chasse est supérieure à la résistance que le cerveau oppose à la compression: mais il arrive un moment où l'équilibre s'établit entre les deux forces. Alors l'écoulement est suspendu, puis bientôt le cerveau, habitué à la pression, oppose moins de résistance, ou le sang, continuant sa marche, se répand sur une plus large surface, ou enfin la pression exercée sur la colonne liquide est augmentée; aussitôt l'équilibre est détruit de nouveau, et la puissance l'emportant sur la résistance, l'écoulement recommence, et ainsi de suite, jusqu'à ce que les mêmes circonstances, en se reproduisant, ramènent les mêmes effets.

De même aussi dans les cas d'exhalation, l'hémorrhagie peut être intermittente, comme le prouve l'examen du sang, qui présente souvent un mélange évident de fluides, offrant en partie les caractères du sang récemment sorti des vaisseaux, en partie ceux du même liquide, déjà épanché depuis longtemps avec séparation de ses éléments; comme le prouve l'observation directe, qui m'a fait voir dans un cas d'hémorrhagie péricardique un kyste pseudo-membraneux renfermant du sang, fermé de toutes parts, et séparé, dans une certaine étendue de la surface externe du péricarde, par une couche de sang liquide manifestement épanché depuis une époque moins éloignée.

Il ne me reste plus maintenant qu'à dire deux mots de l'état des membranes du cerveau, du degré de plénitude ou de vacuité de leurs vaisseaux. La dure-mère, dans le cas d'épanchement sanguin dans les membranes, ne présente pas d'imbibition sanguine; elle reste pâle comme à l'ordinaire, et c'est là un des arguments qu'on peut faire valoir encore contre les partisans des épanchements entre l'arachnoïde et la dure-mère, car si le siége du liquide exhalé était immédiatement près de la dure-mère, la face interne de cette membrane devrait infailliblement être colorée par l'imbibition du sang.

L'arachnoïde est plus mince quand on l'examine à la suite d'apoplexies méningées anciennes; elle est aussi devenue un peu rugueuse, surtout à la face interne de son feuillet pariétal.

La pie-mère est quelques fois injectée; ses vaisseaux, gorgés de sang; assez souvent les vaisseaux du côté de l'épanchement sont parfaitement vides, mais cela ne prouve pas le moins du monde qu'ils se soient rompus quelque part; car il est très-facile de comprendre que l'hémorrhagie s'étant produite, et le sang comprimant la surface d'un des hémisphères, le liquide renfermé dans les vaisseaux sous-jacents ait été pour ainsi dire exprimé de leur cavité par la pression exercée sur eux.

La surface cérébrale est déprimée dans les grands épanchements qui ont lieu à la surface, de telle sorte que quelquefois elle présente un enfoncement d'un pouce et demi de profondeur; on conçoit alors facilement que les circonvolutions soient aplaties, effacées, et que le cerveau ait tellement perdu son ressort, qu'il ne puisse reprendre son volume après avoir été débarrassé de la cause qui le comprimait; il s'agirait de savoir quelle est la durée et quel est le degré de compression compatible avec un retour complet à l'état normal. Dans son ouvrage sur le système nerveux, M. le docteur Jobert cite une observation d'après laquelle il croit pouvoir affirmer qu'une compression longtemps exercée sur les centres nerveux, ne les empêche pas de reprendre leurs fonctions quand la cause comprimante a cessé d'agir : « Un jeune homme présentait au bas du rachis une fistule par laquelle sortait du pus provenant de sa cavité ; il resta paralysé pendant vingt-un mois : au bout de ce temps, le pus étant devenu plus rare, le malade recouvra complétement l'exercice des mouvements. » Ceci prouve, dit M. Jobert, que la moelle peut au bout d'un temps très long reprendre ses fonctions suspendues par une compression : à mon avis, la conclusion serait parfaitement logique, s'il était certain que la moelle était comprimée par le pus ; mais, suivant moi, c'est une chose qui n'est rien moins que probable. En regard de cette observation, plaçons-en une qui est rapportée par M. le professeur Sanson dans sa thèse sur les hémorrhagies traumatiques ; elle a rapport à un homme qui avait à la surface du cerveau un épanchement de sang, produit par une rupture de l'artère méningée moyenne, et chez lequel l'évacuation du liquide, et l'application du trépan, qui comprimait le cerveau ne furent pas suivies du retour à la santé, quoique l'accident ne fût arrivé que depuis deux ou trois jours ; à l'autopsie, on reconnût manifestement que le cerveau, resté affaissé, n'avait pas repris son ressort.

Rien n'est plus curieux, à la suite de vastes épanchements, que de voir l'énorme perte de volume que l'encéphale a subie ; il serait intéressant de s'assurer dans ce cas si le cerveau a perdu de son volume sans perdre de son poids, ou si au contraire sa masse totale est devenue plus légère, ce qui prouverait qu'il y aurait eu, au bout d'un certain temps, absorption d'une partie de la masse encéphalique correspondante ; quoi qu'il en soit, la coupe du cerveau ainsi atrophié est identiquement la même que celle d'un cerveau sain, sauf que la substance corticale et la médullaire ont perdu chacune de leur masse absolue ; mais elle n'en conservent pas moins un volume relatif rigoureusement proportionnel. Dans tous les cas que j'ai eu occasion d'observer, les deux substances avaient une couleur normale, et il n'existait sous ce rapport aucune différence entre les parties comprimées et celles qui ne l'étaient pas ; la quantité de liquide renfermée dans les ventricules m'a paru à peu près la même des deux côtés, quand il y avait compression d'un seul, probablement parce qu'après la mort l'équilibre s'était rétabli.

Dans quelques observations, il y avait à la fois du sang dans les membranes, et quelques lésions de la substance cérébrale ; mais je n'ai trouvé dans ces cas aucune espèce de rapport entre la lésion extérieure et l'affection intérieure, tant sous le point de vue du côté que relativement à l'analogie d'altération ; j'ai noté aussi que dans les cas d'apoplexie méningée avec hémiplégie, du côté opposé il n'y avait pas congestion du parenchyme du même côté qu'épanchement à la surface ; je dis cela pour répondre à l'objection présentée par un des membres les plus distingués de la société anatomique, lequel nie l'influence de la compression des liquides sur la paralysie, et objectait aux observations d'apoplexie méningée avec hémiplégie du coté opposé que je lui citais, que probablement dans ces-cas là il y avait coïncidence d'une hémorrhagie dans la membrane et d'une forte congestion dans le parenchyme.

Maintenant que la partie la plus aride de ma tâche est achevée, il faut tâcher de pénétrer dans la nature intime de la maladie, établir les rapports qui doivent exister entre les altérations morbides que je viens de décrire, et les symptômes par lesquels elle se traduit à l'extérieur ; je commencerai par l'examen des causes : or s'il est une chose avérée en médecine, c'est que la pathogénie est une des parties de cette belle science les plus négligées jusqu'à nos jours, parce qu'elle est une des plus obscures, celle qui prête le plus aux hypothèses, aux écarts de l'imagination et aux idées bizarres; par conséquent une de celles qui sont le plus éloignées de la vérité; aussi je ne pense pas pouvoir établir d'une manière bien satisfaisante les causes de l'affection qui nous occupe; voici au reste les résultats auxquels je suis parvenu :

CAUSES PRÉDISPOSANTES GÉNÉRALES.

Saisons.

Janvier,	1	
Février,	2	4
Mars,	1	
Avril	4	
Mai,	9	16
Juin,	3	
Juillet,	1	
Août,	4	7
Septembre,	2	
Octobre,	2	
Novembre,	3	5
Décembre,	0	
		32

Ainsi seize fois, c'est-à-dire dans la moitié des cas, la maladie s'est déclarée au printemps, chose remarquable si on compare cette prédilection de l'apoplexie méningée pour cette raison avec sa rareté dans les autres ; ce résultat est curieux en ce qu'il s'éloigne notablement de celui que donne l'hémorrhagie dans le cerveau lui-même : ainsi je mets ici, en comparaison des chiffres que je viens d'obtenir, ceux que MM. Falret et Rochoux ont trouvés pour l'hémorrhagie cérébrale :

	HÉMORRHAGIE CÉRÉBRALE.		HÉM. MÉNINGÉE.
	M. Falret.	M. Rochoux.	
Printemps,	581	16	16
Été,	472	19	7
Automne,	557	18	5
Hiver,	687	16	4
Total.	2297	69	32

Il paraîtrait y avoir, d'après ces observations, une grande différence entre la fréquence de l'apoplexie méningée au printemps et dans les autres saisons, tandis que pour l'apoplexie cérébrale, il n'y a pas de prédominance bien marquée de telle ou telle saison.

Si des causes prédisposantes générales je passe aux individuelles, que je divise en deux série, dont la première comprend toutes les conditions personnelles, telles que l'âge, le sexe, le tempérament; et la seconde, l'influence des organes sains ou malades sur l'économie entière, voici ce que me donne le relevé de mes observations :

Je passe sous le silence l'hérédité dont l'influence n'a pas été appréciée avec assez de soin, et j'arrive à l'âge.

1 à	10 ans.	2
10	20	2
20	30	0
30	40	8
40	50	4
50	60	3
60	70	7
70	80	6
80	90	1
		33

Par ce tableau, on voit que la maladie se montre à peu près à tous les âges, mais qu'elle paraît cependant plus commune de trente à quarante ans (huit fois), de soixante à soixante-dix ans (sept fois), de soixante-dix à quatre-vingts (six fois).

Mais, comme le fait très-bien remarquer M. Rochoux, on commettrait une erreur très-grave si on prenait à la lettre des chiffres comme ceux-ci, et sans tenir compte de l'énorme différence qui existe entre le nombre des hommes vivants de trente à quarante ans et de ceux qui existent encore de soixante à quatre-vingts; ainsi je suppose que sur cent personnes vivantes de trente à quarante ans, vingt-cinq seulement ou un quart arrivent à l'âge de soixante-dix. Cette proposition admise, et je la donne comme une hypothèse, quoiqu'elle soit peut-être plutôt en deçà qu'au delà de la vérité, je dis que vingt cas d'une certaine maladie, observés sur des personnes de trente à quarante ans, ne prouveront pas une prédisposition plus grande de cette période de la vie pour cette affection, que cinq cas seulement de soixante-dix à quatre-vingts ans : aussi quoique mon chiffre huit, pour cette première période, soit plus fort que le nombre six qui s'applique à la seconde, je n'hésite pas à penser que l'hémorrhagie méningée est, d'après ce relevé, sensiblement plus fréquente dans la vieillesse, et particulièrement de soixante-dix à quatre-vingts ans, que dans l'âge adulte. Ce résultat s'accorde à peu près avec celui que donne M. Rochoux pour l'hémorrhagie cérébrale; il diffère au contraire notablement de celui de MM. Martinet et Parent-Duchâtelet pour l'arachnitis, puisque ces messieurs ont trouvé quarante-quatre fois cette affection de quinze à trente ans, pour cinq fois de soixante-un à quatre-vingts; mais ce qui distingue la maladie qui nous occupe de l'hémorrhagie cérébrale, c'est que la première se montre assez fréquemment dans la jeunesse et même l'enfance la moins avancée, particularité qu'on ne remarque jamais pour la seconde. Quant à l'âge où le ramollissement est le plus fréquent, comme il n'a guère été étudié que chez les vieillards, on manque tout à fait de bases pour établir une comparaison, quoiqu'il soit certainement beaucoup plus commun à un âge avancé qu'à toute autre époque de la vie.

Le sexe paraît exercer une influence assez marquée sur la production de l'apoplexie méningée comme sur le développement de l'hémorrhagie cérébrale et de l'arachnitis.

ARACHNITIS.		HÉMORR. CÉRÉBRALE.		HÉMORR. MÉNINGÉE.	
hommes.	femmes.	hommes.	femmes.	hommes.	femmes.
88	28	1670	627	28	12

Et cependant les observations que je présente ont été recueillies dans deux hospices affectés chacun au traitement d'un sexe différent (Bicêtre et la Salpêtrière), ou dans des ouvrages dont les auteurs étaient à peu près dans les mêmes conditions; ce chiffre s'accorde tout à fait avec celui que donne M. Fabret, dans son beau travail statistique sur les apoplexies.

TEMPÉRAMENTS :		
Sanguin.	5	2 pléthoriques 1 constitution apoplectique 2 sanguins
Sanguins et nerveux,	1	
Lymphatique,	1	
Lymphatique et bilieux,	1	
Robuste sans autre indicat,	1	
Faible et maigre,	5	
	15	

26 fois tempérament non indiqué.

Si on compare le nombre des cas dans lesquels le tempérament sanguin est indiqué avec le chiffre des personnes maigres et faibles, on voit qu'il est de cinq dans les deux cas; ce qui s'accorde assez avec le résultat que présente l'étude des tempéraments apoplectiques, résultat qui prouve que l'opinion du vulgaire, qui menace sans cesse d'apoplexie les hommes sanguins, à face colorée et col court, est, comme presque toutes les siennes, à côté de la vérité.

Gesta. — Chute ou coups. 4
Ingesta. — Habitude des boissons alcooliques. 7 fois dont 6 chez des h.

Influence des organes sur le reste de l'économie.

Cœur. — Dans ces derniers temps, une vive polémique s'est établie entre plusieurs auteurs à propos de l'influence qu'exerce l'hypertrophie du cœur sur l'épanchement de sang dans le cerveau. M. Rochoux s'est appuyé sur des faits pour prouver que cette augmentation de volume n'a qu'une très-médiocre influence sur la rupture de l'encéphale ; et cependant, en admettant le ramollissement hémorrhagipare du cerveau comme constant, ce qui est bien loin, je crois, d'être démontré, il me semble que l'impulsion violente du cœur, résultat de son hypertrophie, doit avoir dans cette hypothèse une grande influence sur la production de l'hémorrhagie. En effet, qu'est-ce qui détermine l'épanchement de sang au milieu de la pulpe cérébrale ramollie? C'est la rupture de l'équilibre entre la puissance comprimante du sang renfermé dans les vaisseaux et la puissance résistante du parenchyme voisin ; or, il me semble que cet équilibre doit être rompu bien plus tôt quand l'une des forces qui est en jeu devient prépondérante, et c'est ce qui doit arriver pour le sang quand il est lancé par un cœur hypertrophié sans rétrécissement de ses orifices; mais si on peut jusqu'à un certain point, dans le cas d'hémorrhagie cérébrale, nier l'influence du cœur sur sa détermination, il me paraît difficile de le faire quand il s'agit d'un épanchement de sang à la surface des membranes, épanchement qui doit être le résultat final d'une congestion hémorrhagique vers les enveloppes. Cependant, comme c'est une question qui ne peut être résolue que par les données de l'expérience, je ne donnerai aucun chiffre à l'appui de mon opinion, d'autant plus que je pense en outre que l'hypertrophie du cœur est une maladie encore très-mal définie, que l'épaisseur normale de ses parois pour les différents âges est encore inconnue de la grande majorité des médecins, et que, par exemple, on ne peut attacher aucune confiance à la plupart des descriptions de cœur de vieillards, qui sont dits hypertrophiés, parce que les personnes qui ont donné ces descriptions comparaient le cœur du vieillard à celui de l'adulte, et ignoraient complétement que l'organe central de la circulation paraît, d'après des recherches récentes entreprises en France (M. Bizot) et confirmées par des travaux faits en Angleterre (*Gazette médicale*, juillet 1838), augmenter de volume d'une manière régulière et progressive, depuis l'enfance jusqu'à l'âge le plus reculé, de telle sorte que le cœur d'un individu âgé de quatre-vingt-dix ans pourrait présenter un tiers de plus en volume que celui d'une personne de quarante ans, sans être pour cela le moins du monde hypertrophié.

Passons maintenant à l'influence exercée par les altérations des centres nerveux existant avant l'invasion de la maladie :

Hémiplégie ancienne,	2
Étourdissements habituels,	5
Céphalalgie id.,	1
Congestion cérébrale id.,	4
Hémiplégie et congestion habituelles,	1
Étourdissements et céphalalgie,	1
Démence sénile,	2
Démence sénile et céphalalgie habituelle,	1
Aliénation mentale,	4
Chute et trépanation longtemps avant les accidents,	1
	20

Dans trois autres cas il est dit que les malades se portaient bien ; dans les dix-huit autres, rien n'est indiqué.

Nous voyons que sur vingt observations, quinze fois les antécédents ont consisté en céphalalgie, étourdissements ; et quatre de nos malades étaient aliénés, et, comme tels, continuellement exposés aux congestions cérébrales.

C'est là un résultat remarquable, et qui ne se reproduit ni pour l'hémorrhagie cérébrale ni pour l'arachnitis.

Lésions concomitantes des centres nerveux et des membranes.

Ramollissement :	substance blanche, dans le côté opposé à l'épanchem.,		1
	substance grise,	des deux côtés avec épanch. double,	2
		du côté malade,	1
Rougeur de la substance grise des deux côtés, dans un double épanchem.,			1
Hémorrhagie cérébrale d'un côté, dans un épanchement double,			1
id. et ramollissement simple dans un épanch. double,			1
Hémorrhagie et encéphalite double dans un épanchement double,			1
Méningite.	aiguë	du même côté que l'épanchement et circonscrite,	1
		générale s'étendant même aux ventricules,	1
	chronique double, dans un épanchement double,		1
			11

Dans les trente autres cas il n'y avait rien ; il paraît probable, d'après ce tableau, que les phlegmasies des membranes cérébrales et de la substance coïncident assez souvent avec l'apoplexie méningée, de sorte qu'on pourrait penser qu'il y a quelque rapport de cause à effet entre les unes et les autres ; mais la proportion des cas dans lesquels cette coïncidence a existé, n'étant aux autres que dans le rapport d'un tiers, elle ne mérite pas d'attirer l'attention d'une manière toute particulière.

Artères et veines cérébrales.

Plaques nombreuses sur les vaisseaux,	1	
Artères rompues,	5	
Veines id.,	2	
Artères ou veines,	1	
	9	9 fois chez des hommes.

Causes déterminantes occasionnelles.

Émotions morales vives, 2 fois.

Quant à la cause prochaine de l'hémorrhagie, elle est évidente quand on trouve à l'autopsie une rupture d'un des vaisseaux de l'encéphale, comme cela est arrivé assez souvent ; mais quand on ne trouve pas de vaisseau rompu, je pense, comme je l'ai déjà dit, que l'hémorrhagie s'est faite par exhalation, que c'est une hémorrhagie essentielle dans toute la force du terme, c'est-à-dire une hémorrhagie qui n'est le symptôme d'aucune autre maladie; ce n'est pas à dire pour cela que je prétende que l'arachnoïde est alors dans l'état normal : non certes, ses fonctions sont altérées, donc elle est altérée elle-même, elle est dans un état de congestion qui touche à l'inflammation d'un côté, qui s'en éloigne d'un autre, comme tend à le prouver l'expérience qui montre que jamais on n'a rencontré en même temps dans l'arachnoïde des personnes mortes d'hémorrhagie méningée, du sang épanché par places, dans d'autres, du sang mêlé de pus ; dans d'autres, du pus seul, indices d'une affection inflammatoire bien tranchée, dont l'exhalation sanguine aurait été le premier degré. Quelle est la modification en vertu de laquelle le sang sort ainsi de ses voies naturelles ? Je n'examinerai pas successivement les opinions bizarres émises sur ce sujet, et qui toutes se rapportent en définitive à une modification dans les membranes ou dans le sang lui-même ; pour les uns, les pores exhalants, par exemple, seraient élargis ; pour les autres, il y aurait modification du liquide dont la fluidité, la subtilité, pour employer leurs propres expressions, pourraient dans certains cas augmenter ; je dirai seulement que la théorie porte à admettre qu'un obstacle à la circulation dans des parties plus ou moins éloignées de l'encéphale, la suppression d'un écoulement sanguin naturel, enfin un point d'irritation dans une partie quelconque de l'organe peuvent très-bien déterminer un afflux de sang plus considérable vers le cerveau ; or, de la congestion des vaisseaux à l'exhalation du sang il n'y a qu'un pas ; un vase est plein, quelques gouttes de plus, et le liquide va s'épancher par-dessus les bords ; de même les canaux sanguins sont remplis, que la congestion augmente, et le trop plein va s'échapper.

Si de cette étude difficile des causes nous passons à celle plus intéressante des symptômes, nous trouverons la même ligne de démarcation tracée entre l'hémorrhagie membraneuse et l'hémorrhagie parenchymateuse. En effet, dans la première, les signes précurseurs se montreront fréquemment, assez fréquemment pour faire croire qu'ils doivent peser d'un certain poids dans la balance quand il s'agit d'apprécier la différence qui existe entre les deux maladies. En effet, sur quarante-une observations, dix-huit fois se montrent des signes précurseurs; six fois ces signes n'existent pas, dix-sept fois leur existence est douteuse.

Symptômes précurseurs.

Céphalalgie,	5
Assoupissement,	1
Perte de la parole,	1
Agitation,	2
Faiblesse des membres,	2
Délire chez un maniaque,	1
Congestion subite,	1
Vomissements,	1
Engourdissements et céphalalgie,	1
Vertiges et malaises,	1
Céphalalgie et gêne des mouvements,	1
	18

Dans 5 cas pas de prodrômes, dans les 17 autres il n'y avait rien n'indiqué.

Il est vrai de dire que dans quelques cas il est impossible de savoir au juste si les symptômes appelés précurseurs ne constituent pas le début de la maladie elle-même; mais ce doute n'existe que pour une ou deux observations, et dans les autres l'état des membranes et du sang épanché, comparé à l'époque où les signes précurseurs se sont manifestés, ne permet pas de douter que ceux-ci n'aient précédé l'hémorrhagie d'une espace de temps assez considérable. M. Rochoux a constaté sur soixante-neuf cas que six malades seulement ont éprouvé des symptômes précurseurs. Comme la plupart des autres auteurs ne donnent pas de chiffre qui exprime la fréquence de ces symptômes dans l'apoplexie, je me contente de comparer mes résultats avec les siens; je remarquerai, en outre, que dans le ramollissement cérébral les signes précurseurs sont loin d'exister d'une manière constante, et qu'il est, je crois, aussi commun de noter leur absence que d'observer leur présence. Comparés ensemble sous ce rapport, l'apoplexie méningée et le ramollissement présentent par conséquent une certaine différence; mais sous le point de vue de la rapidité de l'invasion, nous allons trouver aussi une faible analogie. En effet, sur trente-trois cas, nous ne trouverons que sept fois une invasion lente des symptômes.

Invasion.

Graduelle,	4
Rapide,	20
Assez rapide,	2
Lente de tous les symptômes, excepté de la paral., dont l'invas. est subite,	4
Lente de tous les symptômes, une fois avec rupture veineuse,	3
	33

Dans huit cas, rien d'indiqué. Maintenant l'étude des phénomènes morbides que présente la maladie va nous révéler des particularités encore plus intéressantes.

Les symptômes que nous fournissent les altérations du sentiment peuvent être divisés en ceux qui sont caractérisés par une exagération de la sensibilité et ceux qui sont caractérisés par sa diminution ; puis viendra l'examen des troubles survenus dans les fonctions des organes des sens.

Céphalalgie.

Céphalalgie coïncidant avec :	sang épanché dans les membranes,	4
	veine rompue,	2
	artère, id.,	1
	sang dans les ventricules,	2
		9
15 malades ne peuvent rendre compte de leur état,		15
3 n'ont pas de céphalalgie,		3
Chez 8 on ne sait à quoi s'en tenir,		8
		35

Une fois la céphalalgie a été accusée du côté où avait lieu l'épanchement ; huit autres fois le siége n'a pu être déterminé. Il est probable que dans ces cas si les malades avaient été en position de préciser le lieu de la douleur, ils l'auraient placée du côté opposé à la paralysie. Je pense aussi que si cette céphalalgie n'a pas été mentionnée plus fréquemment dans le cas d'épanchement de sang à la surface du cerveau, c'est parce que cet organe comprimé ne répondait plus aux impressions douloureuses transmises par l'arachnoïde : la preuve, c'est que quand le sang s'est épanché dans le rachis, comme le cerveau pouvait percevoir les impressions douloureuses, les malades accusaient dans la plupart des cas de vives douleurs ; l'épanchement de sang dans les ventricules a déterminé la céphalalgie à peu près dans la même proportion que l'épanchement de sang dans les membranes extérieures, le sang veineux comme le sang artériel. Cette sensibilité, existant dans la même proportion pour les membranes internes et externes du cerveau, rapproche, par une communauté de sympathie, ces enveloppes, sur l'identité anatomique, desquelles on n'est pas encore tout à fait d'accord.

Douleurs des membres et du tronc.

Douleurs des membres contracturés,	2
Douleurs à droite dans une paralysie double,	1
Douleurs des membres et du tronc,	1
Douleurs dans le côté du corps opposé à l'hémiplégie,	1
Douleurs passagères dans le côté le plus paral. (dans une par. double inég.),	1
Douleurs des membres et céphalalgie,	1
	7
Absence de douleur,	15
Indéterminé,	21
	41

Ce résultat diffère notablement de celui qui a été obtenu dans l'apoplexie et le ramollissement : dans l'apoplexie la douleur n'existe presque jamais, tandis que dans le ramollissement, c'est un des phénomènes les plus fréquents. La sensibilité a été conservée ou diminuée dans le rapport suivant :

Non diminuée, quoiqu'il y eût hémiplégie,	3
Non diminuée (il n'y avait pas de paralysie),	5
	8 fois conservée.
Très-obtuse,	6
Nulle du côté hémiplégié,	2
Nulle par accès,	1
Nulle chez dix comateux,	9
Abolie dans une hématomyélie,	1
	19 fois diminuée.
	14 fois indéterminée.
total,	41

Ici les troubles de la sensibilité se rapprochent beaucoup de ceux qu'on observe dans le ramollissement et l'hémorrhagie cérébrale.

L'état des pupilles a été le suivant :

a. dilatées :	
Une pupille du côté paralysé,	1 fois.
Les deux avec paralysie complète,	1
b. rétrécies :	
Une pupille du côté opposé à la paralysie,	1
c. immobiles :	
Une pupille immobile du côté opposé à la paralysie,	1

Les autres sens n'ont rien présenté de particulier ; il est probable que l'odorat, le goût, l'ouïe, ont été affectés parfois, comme cela arrive de temps en temps dans les apoplexies cérébrales.

Passons aux symptômes fournis par la motilité.

D'abord, augmentation ou perversion des mouvements.

Contractures.

POUR L'ENCÉPHALE :	Du côté hémiplégié,	3 fois.
	Des deux côtés avec hémiplégie simple,	3
	Du côté opposé à l'hémiplégie,	1
	Des deux côtés sans paralysie,	4
	total,	11
	Raideur,	1
	Convulsions,	4
	Agitation,	4
	Convulsions et contractures,	1
	total,	10
POUR LA MOELLE ÉPINIÈRE :	Contractures,	2
	Convulsions,	3
	Raideur tétanique,	1
	total,	6

CAS DANS LESQUELS LA CONTRACTURE N'EST PAS INDIQUÉE :

Dans une observation de M. Rostan la contracture n'est pas indiquée, peut-être a-t-elle duré peu de temps,	1
Id. sang dans les ventricules seuls,	2
3 fois pas d'indication,	3
Dans 6 observations de rupture de vaisseaux rapportées par M. Serres, elle n'est pas indiquée. Dans les autres cas de rupture rapportés par les auteurs elle existe constamment,	6
Chez un hémiplégique,	1
Mort subite,	1
total,	14
Totaux,	41

Il n'est personne qui ne sache combien la contracture est un phénomène passager; aussi je pense qu'elle a dû exister pendant un certain temps chez presque toutes ces personnes qui semblent faire exception; seulement on n'a pas eu occasion de la constater dans la plupart des cas.

Perversion du mouvement des yeux.

Yeux tournés en haut (il y avait du sang à la base du cerveau et à sa face supérieure),	1
Id. (épaississement fibro-cartilagineux autour des nerfs optiq.	1
A reporter	2

	Report.	2
Strabisme (1 fois sang à la partie supérieure du cerveau, 1 fois à l'inférieure),		2
		4

Mouvement diminué.

Hémiplégie simple,	6
double,	2
Paralysie générale,	4
	12 fois sur 40 cas.

Paralysie de la langue.

Il y a eu plusieurs fois de la gêne dans la parole, mais la déviation de la langue n'existe pas dans un seul cas.

Déviation de la commissure labiale,	2
Engourdissements,	1
Fourmillements,	1

Mais il ne suffit pas de mettre sous les yeux du lecteur cette sèche nomenclature : il faut comparer ces symptômes aux causes matérielles qui les ont produits, et expliquer l'influence des seconds sur les premiers. Le phénomène le plus important dans les troubles de la motilité, est certainement la paralysie des membres, qui s'est montrée douze fois dans nos observations : résultat bien remarquable, regardé comme impossible par M. Serres. Aussi, à l'occasion de ce symptôme, je me sens entraîné irrésistiblement à discuter la question de l'influence de la compression épanchée des liquides sur le cerveau, et à tâcher de démontrer qu'elle n'est pas le moins du monde contestable. Ensuite je chercherai à expliquer comment, dans certains cas, avec des lésions en apparence identiques, il s'est manifesté tantôt une paralysie bien tranchée, tantôt seulement du coma.

D'abord je crois qu'il est bon de citer quelques exemples de paralysie bien nette.

Observation de M. Longet, à Bicêtre.

« Un homme âgé de soixante-treize ans entre à l'infirmerie le 27 juin 1833; il a de la céphalalgie. Le 12 juillet celle-ci augmente : bras *droit* lourd, à sensibilité obtuse. Le 13 ces symptômes deviennent plus caractérisés à *droite*. Le 14 juillet hémiplégie complète. Déviation de la commissure. Mort le 17. Vaste coagulum sanguin enkisté comprimant l'hémisphère *gauche*; rien dans la substance cérébrale. (*Theses de Paris*, 1835, n. 94.)

Observation de M. Rostan.

« Chevalier, soixante-dix-neuf ans, entre le 28 mai à l'infirmerie de la Salpêtrière, et exécute bien toutes ses fonctions. Le lendemain elle est paralysée complétement du côté *droit*, s'affaiblit, et meurt le 2 juin. A l'autopsie, épanchement de sang occupant presque tout le côté *gauche* de la tête. Rien autre chose dan le cerveau.» (Rostan, *Ramollissement du cerveau*, p. 596.)

Voici une autre observation encore plus concluante, s'il est possible, puisque l'hémiplégie disparût en même temps que le sang épanché sous les os fût évacué par le trépan.

Observation recueillie par M. Cassan à la maison de santé.

« Un menuisier tombe d'un troisième étage sur le pavé, puis dans une cave; il ne perd pas le mouvement, car il monte lui-même dans un fiacre.

Arrivé chez lui, pesanteur de tête, douleurs aux poignets; il perd la parole. On le porte à la maison de santé. Cinq heures après l'accident un peu de coma; paralysie des membres *gauches*; il remue bien ceux du côté droit.

Le lendemain Béclard prononce qu'il y a un épanchement de sang à *droite*, lequel doit être produit par la rupture de l'artère méningée moyenne. On trépane *à droite*, on trouve une couche de sang d'un pouce d'épaisseur. Décollement de la dure-mère dans l'étendue de quatre à cinq pouces. Rupture de l'artère méningée moyenne. Il y avait un grand verre de sang épanché: on l'évacua. Le malade remis dans son lit avait recouvré la connaissance, et soulevait les membres gauches qui ne lui paraissent plus qu'engourdis. Le lendemain la dure-mère était presque revenue au niveau de la surface du crâne. Les mouvements libres des deux côtés. Guérison parfaite au bout d'un mois. »

Ainsi, voilà trois observations bien authentiques d'hémiplégies causées par un épanchement de sang à la surface du cerveau, faits qui sont en contradiction formelle avec l'assertion formulée par M. Serres, qui affirme que toutes les fois qu'il y a seulement épanchement de sang à la surface du cerveau il n'y a pas de paralysie, que celle-ci ne se manifeste jamais que quand il y a lésion de la substance cérébrale elle-même.

Maintenant que je crois avoir démontré que cette proposition n'est pas aussi vraie que quelques personnes le croient encore aujourd'hui, je pourrais à la rigueur me contenter des preuves que je viens de fournir, et ne pas chercher à réfuter les inductions et les raisonnements sur lesquels s'appuie M. Serres, pour faire admettre son opinion. Mais évidemment, puisque les propositions que ce savant anatomiste met en avant ne sont pas exactes, les faits qu'il cite et les conclusions qu'il en tire sont susceptibles de se prêter à d'autres interprétations. Dans son travail, il emprunte successivement ses arguments à la physiologie expérimentale, à la marche de certaines apoplexies, et à l'anatomie pathologique. Je vais tâcher de le suivre dans chacune de ces divisions.

1° *Physiologie expérimentale.*

M. Serres ouvre le sinus longitudinal sur des animaux, ferme la plaie du crâne, et ceux-ci n'éprouvent rien, pas de paralysie; rien de plus facile à comprendre, car le sang qui s'écoule du sinus en sort avec si peu de vitesse, qu'il ne peut en aucune manière surmonter le ressort du cerveau : condition indispensable pour qu'il puisse déterminer des phénomènes de compression (cependant chez l'homme un cas de rupture du sinus latéral qui appartient à M. Sanson, et que je rapporterai plus loin, a déterminé une paralysie incomplète ; ce qui prouverait, après tant d'autres preuves, qu'il ne faut pas conclure rigoureusement des animaux à l'homme). La preuve qu'il en est ainsi, c'est que M. Flourens, qui a répété les expériences de M. Serres, mais en ouvrant une artère au lieu d'une veine, a obtenu des résultats diamétralement opposés, c'est-à-dire que quand après la section de l'artère cérébrale antérieure il forçait le sang à s'accumuler dans la cavité crânienne, il en résultait, du côté du mouvement et du sentiment, des troubles proportionnés à la quantité du liquide épanché. Venait-il au contraire à lui livrer un libre passage, aussitôt l'animal reprenait ses sens, et la faculté de se mouvoir à vue d'œil et d'une manière graduée, à mesure que le liquide, cessant de comprimer l'encéphale, était évacué au dehors. D'ailleurs, M. Serres ne dit-il pas, dans une de ses expériences, qu'ayant enfoncé un bouchon à travers une ouverture faite au crâne il a déterminé une hémiplégie.

Après avoir montré l'innocuité des épanchements sur les animaux, M. Serres cherche à prouver qu'il en est de même chez l'homme ; il cite plusieurs observations dans lesquelles un vaste épanchement de sérosité à la surface du cerveau n'a déterminé aucun symptôme apoplectique. Je répondrai que, dans ce cas, l'épanchement de sérosité s'est fait assez lentement pour accoutumer l'encéphale à sa présence ; qu'un pareil résultat n'est pas plus difficile à comprendre que l'intégrité parfaite des fonctions chez les hydrocéphales, dont le cerveau est certainement comprimé d'une manière extraordinaire ; que chez les personnes qui meurent avec des tumeurs volumineuses qui n'ont déterminé de désordres fonctionnels que dans les derniers temps de la vie, quoique certainement leur existence remontât à une époque bien antérieure.

M. Serres arrive ensuite à citer deux observations dans lesquelles du sang a été trouvé soit à la surface du cerveau, soit dans son intérieur, sans que pendant la vie on eût observé la moindre trace de paralysie (l'une est citée par Valsalva (Morgagni, cinquième lettre), je n'ai pu la trouver ; l'autre est de Bonet, *Sepulcretum*). Je répondrai, pour la première observation qui est relative à un vieillard dans le ventricule cérébral duquel on trouva un caillot de sang, que ce caillot pouvait être assez peu volumineux pour n'avoir donné lieu à aucun symptôme, surtout s'il n'avait pas été épanché brusquement. Dans la seconde observation, celle de Bonet, il n'y a aucune espèce de détails : il est dit seulement que chez un Polonais mort sans symptômes apoplectiques on trouva un épanchement entre les méninges et dans le cerveau lui-même. Je dis que le manque de détails force d'attacher peu d'importance à cette observation, dont la conséquence serait que la rupture des fibres encéphaliques peut ne donner lieu à aucun symptôme, fait trop anormal, quoiqu'il ait été observé à de rares intervalles, pour commander la confiance, s'il n'est entouré de toute l'authenticité désirable. D'ailleurs, admettrait-on que l'observation est tout à fait authentique, je dirais que le sang s'est épanché petit à petit, et même il serait prouvé qu'il s'est épanché brusquement, comme il est des cas dans lesquels la rupture des fibres encéphaliques n'a été suivie d'aucun symptôme, et comme on n'en conclut pas que cette rupture n'est pour rien dans la paralysies ordinaires, je ne concluerai pas non plus d'un cas unique isolé d'épanchement subit à la surface du cerveau que la compression de l'encéphale dans ces circonstances ne détermine aucun trouble dans les fonctions.

M. Serres demande qu'on veuille bien lui expliquer comment il se fait que dans les fivères intermittentes apoplectiques les phénomènes de compression disparaissent et reparaissent alternativement; admettra-t-on, dit-il, que le liquide épanché est tour à tour résorbé et réexhalé. On ne peut accueillir une explication aussi invraisemblable : donc la compression produite par les liquides n'a aucune influence sur la production des symptômes apoplectiques. Certes, la réponse serait difficile s'il y avait bien réellement dans cette maladie épanchement de sang, hémorrhagie cérébrale; mais voici comment les choses paraissent se passer, et les détails que je vais donner, je les tiens de M. Dequevauviller, ex-sous-aide-major à Alger, maintenant élève distingué des hôpitaux civils. Pendant son séjour dans cette ville, il a eu assez souvent occasion de voir des fièvres intermittentes apoplectiques. Pendant les accès, les malades sont, il est vrai, en apoplexie, quelquefois même en hémiplégie; mais il ne faut pas croire que dans les intervalles des accès le retour à la santé soit parfait; il reste toujours un engourdissement, une somnolence, qui montre que la congestion ne s'est pas dissipée tout entière. De plus, il arrive quelquefois qu'au milieu d'un accès le malade tombe dans un coma complet et est pris d'accidents excessivement rares qui se terminent par la mort; dans ce cas, à l'autopsie on trouve un épanchement de sang dans la substance cérébrale, épanchement de sang qui, d'après des caractères anatomiques, remonte à la même époque que les derniers accidents, et jamais au commencement de la fièvre intermittente, comme il est aisé de s'en assurer quand la mort a eu lieu, par exemple, au troisième accès d'une fièvre tierce ; car alors il y a six jours d'intervalle entre l'invasion et la terminaison de la maladie.

Le quatrième argument de M. Serres est le suivant : « On trouve souvent chez des personnes qui avaient eu des symptômes d'apoplexie, et chez lesquelles ces symptômes avaient disparu, plusieurs foyers contenant du liquide ; si la paralysie avait été causée par sa présence, il aurait dû disparaître en même temps que la paralysie. »

A quoi je réponds d'abord que, dans le cas en question, quand à la suite de paralysie guérie on a trouvé un épanchement, le liquide avait pu considérablement diminuer de quantité, ou habituer le cerveau à sa présence, de manière à ne plus exercer qu'une très-faible compression, de sorte que les symptômes avaient pu disparaître ; mais en outre dans l'hémorrhagie cérébrale, il y a autre chose que la compression du liquide, il y a par-dessus tout la rupture de la substance nerveuse. Quand, malgré cette rupture, les fonctions abolies momentanément se rétablissent, cela tient à ce que les parties voisines ont suppléé aux parties détruites, ou à ce que le passage des impressions s'est rétabli ; peut-être même la présence du liquide n'est-elle pas indifférente. Dans ce cas, au moins, je serais porté à le penser, en me rappelant la disposition curieuse que les anatomistes ont rencontrée chez certains animaux, dans lesquels la communication entre la partie supérieure et inférieure de la moelle n'est établie que par les membranes et un liquide. Mais quoi qu'il en soit, je pense que si la paralysie, dans les cas d'hémorrhagie cérébrale n'était pas produite par la rupture des fibres nerveuses, elle pourrait l'être par l'épanchement de liquide, comme le prouvent une multitude d'observations dans lesquelles un épanchement un peu rapide de sang dans les ventricules a donné lieu à une hémiplégie du coté opposé. Or, maintenant que j'ai combattu une à une les assertions de M. Serres, je vais rapporter des observations que j'opposerai à celles qu'il a citées, observations qui, par la manière dont elles se soutiennent et s'appuient, me paraissent former un faisceau de preuves inébranlables :

1° « Un homme ivre tombe ; hémorrhagie par l'oreille pendant trois jours, au bout desquels il fait deux lieues avec agilité ; au retour le sang s'arrête. Résolution des membres du côté opposé, à droite. Mort le soir. A l'autopsie, rupture du tissu latéral gauche et épanchement. » (Sanson, *des Hemorrhagies traumatiques*, page 201.)

2° « Un malade est frappé d'hémiplégie à droite et meurt en cinq jours. A l'autopsie carie du pariétal gauche, rupture d'un vaisseau, épanchement de sang. » (Abercrombie, p. 350.)

3° « Un homme a une attaque d'apoplexie et est hémiplégie du côté *gauche*. Il se rétablit au bout de dix-huit mois et meurt d'une pneumonie. On trouve à l'autopsie dans le ventricule *droit* des traces d'un épanchement de sang. »

4° «Le cardinal Sanvitali est frappé d'hémiplégie *gauche*. Il meurt. On trouve un épanchement de sang dans le ventricule *droit* (il est juste de dire qu'en même temps il existait une lésion dans le cerveau, mais peu considérable). » (Morgagni, p. 114, t. I.)

5° « Un homme a une hémiplégie *gauche*. On trouve à l'autopsie un épanchement à *droite*, entre le crâne et la dure-mère.» (P. 155, t. I, id.)»

6° « Tita succombe avec une hémiplégie *gauche*. A l'autopsie, sang dans le ventricule *droit*.» (P. 166.)

7° «Un homme a une hémiplégie *gauche*. On trouve à l'autopsie un épanchement de sang à *droite* en dehors du cerveau.» (P. 175.)

8° « Un homme meurt avec une hémiplégie *droite*. On trouve à l'autopsie une rupture de la carotide *gauche*.» (P. 186.)

9° « L'ambassadeur danois meurt avec une hémiplégie *gauche*. On trouve à l'autopsie du sang dans le ventricule latéral *droit*.» (P. 188.)

10° «On trouva un caillot sanguin épanché autour du trou occipital chez une personne qui avait eu une paralysie des quatre membres.» (Abercrombie, p. 515.)

11° Dans Lapeyronie (t. I, p.250, *Mém. acad. chirurg.*) on trouve l'observation d'une plaie avec fracture du crâne, qui détermina au bout d'un mois des symptômes de compression du côté opposé. On enleva des esquilles par le trépan: pas d'amélioration. On incise la dure-mère et donne issue au pus qui comprimait; les symptômes disparaissent.» (*De l'Arachnitis*, p. 516 et 514.)

12° et 13° Dans le livre de MM. Martinet et Parent Duchâtelet, deux observations, dont l'une est de M. le docteur Herpin, chirurgien de l'hôpital de Tours, et qui sont remarquables par la présence d'une hémiplégie causée par du pus épanché du côté opposé. M. Roux (*Bibl. médicale*, avril 1821, p. 392, rapporte une observation dans laquelle le trépan fit cesser les symptômes de compression causés par du pus épanché. M. Dequevauviller m'a raconté avoir observé le fait suivant à Strasbourg : « une petite fille tombe d'un arbre sur un côté de la tête; au bout de quelque temps hémiplégie du côté opposé. On trépane, fait sortir le pus; au bout de peu d'instants elle recouvre l'exercice du mouvement.»

Je ne veux pas citer davantage d'observations de ce genre, ce serait inutile; cependant je ne crois pas qu'il y ait d'inconvénient de prouver à satiété combien est fausse l'opinion des personnes qui ne veulent accorder aucune influence à la compression produite par les liquides dans les épanchements à la surface du cerveau.

Mais je n'ai pas encore achevé ma tâche, il faut maintenant expliquer pourquoi il y a des cas où la paralysie n'a pas lieu avec des épanchements considérables, tandis qu'on la rencontre au contraire avec une faible accumulation de liquide; comment enfin un épanchement d'un seul coté peut paralyser deux côtés à la fois. Je vais citer successivement un exemple de chacune de ces anomalies dont je tâcherai de démêler la cause.

Premier cas. — *Épanchement de sang considérable sans paralysie.*

Obs. i.— Le nommé Bourg.... employé à Bicêtre, âgé de quatre-vingt-sept ans, s'est toujours bien porté; il n'a jamais rien éprouvé du côté du cerveau; depuis le 1er avril environ il est devenu un peu paresseux, il ne sort que difficilement et reste constamment auprès de son poêle. Le 20 avril au soir, après avoir dîné modérément, comme à l'ordinaire, il éprouve un peu de malaise, la nuit il dort mal et se plaint de ce que son dîner lui pèse; le lendemain 21 le malaise persiste et de plus le malade cesse de parler aux personnes qui l'entourent, ses yeux deviennent fixes. Il vomit deux fois avec efforts violents. Le même jour, à midi, il présente l'état suivant : homme gras, pléthorique, robuste, mais à chairs un peu flasquée : la tête est depuis deux ou trois jours le siége d'une vive douleur, cette douleur existe surtout en avant; le malade parle à peine, et ne reconnaît pas ceux qui l'entourent; la respiration est naturelle, il n'y a pas de fièvre; le ventre est un peu douloureux, le malade a des nausées et des hoquets, les membres sont sensibles et mobiles (deux grains d'émétique); le malade vomit deux fois et se trouve soulagé, cependant la parole ne revient pas; la nuit, même situation; le matin, à six heures, la respiration s'embarrasse et devient bruyante, le pouls est plein, un peu fréquent, irrégulier (le malade avait une hypertrophie du cœur); il porte souvent la main à la tête; à dix heures contracture des deux poignets, mains fléchies sur l'avant-bras assez fortement; une saignée du pied est pratiquée, et un drastique administré, la respiration, qui était devenue plus libre, s'embarrasse de nouveau, et le malade succombe à une heure du soir; la contracture avait fait des progrès jusqu'au dernier moment.

L'autopsie est faite le lendemain à neuf heures.

Les enveloppes externes et internes du crâne sont gorgées de sang. Il en existe une énorme quantité entre l'arachnoïde et la pie-mère, il est amassé surtout dans les points où existent ordinairement des réservoirs de sérosité, à la base du cerveau surtout; le sang est rouge, en caillot, mêlé à de la sérosité; il s'est infiltré dans le canal vertébral jusqu'au milieu de la queue de cheval; les ventricules sont remplis de sérosité sanguinolente sans caillots; les artères du cervelet de la moelle et le cerveau ne présentent que de très-légères plaques crécées; du reste le tissu des centres nerveux est dans un état d'intégrité parfaite.

Dans cette observation, le malade nous présente des symptômes qui se compliquent graduellement depuis le commencement jusqu'à la fin : une invasion assez lente; une première période caractérisée par du malaise, et la diminution de l'intelligence; puis des contractures. Nous n'observons pas ici de paralysie, pourquoi? parce que l'épanchement du sang a été graduel, parce qu'il s'est disséminé à toute la surface du cerveau et à une partie de la moelle épinière, et parce qu'ainsi éparpillée pour ainsi dire, la compression n'a pas eu assez d'énergie pour vaincre le ressort du cerveau et donner lieu à la paralysie des membres.

Deuxième cas. — *Épanchement de sang peu considérable, avec paralysie.*

Obs *par M. Durand-Fardel.* — Un vieillard entra à l'infirmerie de Bicêtre en février 1836; depuis quelques jours cet homme se laissait fréquemment tomber à terre; il avait la face très-rouge, de l'affaissement, point de fièvre, la langue était sèche et fendillée : le malade n'accusait aucune douleur et refusait tout secours; les mouvements étaient libres.

Le lendemain, à la visite, on lui trouva le côté gauche paralysé; le bras soulevé retombait lourdement, et le mouvement semblait causer de vives douleurs, exprimées par les cris du malade, le bras droit était fortement contracturé.

Le malade est couché sur le dos, la parole est abolie, l'intelligence paraît nulle, la langue est droite et la bouche non déviée; le pouls est plein, peu vif, la peau chaude et sèche.

Une saignée du bras donne peu de sang, un lavement ne procure pas de selle.

Mort dans la journée.

Entre les deux feuillets de l'arachnoïde on trouve en dehors, dans le tiers antérieur de la face supérieure de l'hémisphère droit, un caillot de sang épais de deux lignes, de la grandeur d'un écu de six francs. Il est assez circonscrit et présente des adhérences; il est enveloppé de tout côté par une fausse membrane; un autre caillot moins consistant occupe une partie de la fosse occipitale gauche et s'étend jusqu'au pariétal du même côté; injection de la pie-mère et de la subtance cérébrale surtout, à droite.

Chez cet homme il existait depuis quelques jours une forte congestion cérébrale, quand tout à coup un épanchement de sang s'étant fait chez lui dans la cavité de l'arachnoïde, il en est résulté une hémiplégie subite; cet épanchement du coté droit était circonscrit et assez épais du coté opposé. Vous voyez qu'il y a aussi un épanchement, mais étendu, disséminé, non circonscrit : celui-là n'a pas déterminé de paralysie.

Troisième cas. — *Comment le liquide épanché d'un seul côté peut-il produire la paralysie des deux?*

Obs. — Une femme de soixante-trois ans, hémiplégique depuis huit ans, éprouve en 1822 une contrariété vive et perd connaissance. En même temps paralysie des membres. Elle meurt bientôt, quatre jours après l'invasion.

A l'autopsie la dure-mère ayant été perforée il sort beaucoup de sang; cependant la tension de la membrane persistant à gauche, on l'incise en cet endroit et on trouve une énorme quantité de sang noir, coagulé. La quantité de sang épanché a refoulé l'hémisphère gauche sur le droit, de manière à comprimer ce dernier. (Rostan, *Recherches sur le ramollissement cérébral*, p. 598.)

Cette observation est fort remarquable en ce qu'il existait une paralysie des deux cotés, sans lésion double apparente du cerveau; mais M. Rostan a bien soin de faire remarquer que l'hémisphère gauche, quoique seul en rapport avec le liquide, n'en comprimait pas moins le droit. En effet, un liquide épanché dans un espace quelconque exerce dans tous les sens une pression parfaitement égale; si c'est entre le temporal et la surface externe d'un hémisphère, par exemple, que l'épanchement a lieu, alors le sang fait effort, d'une part, contre les os qui lui résistent, d'une autre, contre l'hémisphère voisin qui, à son tour, transmet la pression à celui du coté opposé, et en définitive à la paroi crânienne, qui est, elle, incompressible, de sorte qu'un épanchement à la surface de l'hémisphère gauche peut aussi comprimer l'hémisphère droit. Il y a de plus en haut et en bas une pression du liquide qui tend à se former un espace entre les enveloppes cérébrales. J'ai été fort heureux en réfléchissant à la manière dont on pourrait expliquer ces paralysies doubles avec compression d'un seul coté, et, après m'être arrêté à la théorie que je viens de développer, de trouver dans le livre de M. Rostan une explication basée sur le même principe.

De cette généralité de la compression dans l'apoplexie méningée il résulte qu'il est bien difficile de tirer des observations quelques lumières qui puissent éclairer la physiologie de l'encéphale. Trois cas seuls peuvent être étudiés sous ce point de vue:

Observation de sang épanché sous le cervelet et autour de la moelle; il y avait érection (p. 106, Olivier);

Paraplégie produite par la présence d'un caillot autour du trou occipital (p. 290, id.).

Paralysie des membres supérieurs avec un peu de diminution de la sensibilité; caillot en haut de la moelle à sa partie postérieure (p. 125, id.).

Quand un liquide s'épanche dans le crâne, qu'on ne croie pas que c'est par sa pesanteur qu'il comprime; on appliquerait sur la dure-mère, après avoir fait une ouverture au crâne, une couche épaisse de liquide, il n'y aurait pas d'accidents : c'est l'impulsion dont le liquide est animé qui détermine la plupart des symptômes, et nécessairement ce liquide, en vertu de la puissance égale que possède chacune de ses molécules, tend à s'étaler et se répand le plus souvent en couches assez minces. Il en résulte que toutes les parties qui se trouvent placées entre ces deux points d'appui sont troublées dans leurs fonctions... C'est pour cela que la compression d'un liquide ne peut déterminer la paralysie isolée d'un membre ou d'une partie limitée du tronc. Il n'est qu'une lésion de la pulpe elle-même, lésion bien circonscrite, qui puisse produire des phénomènes aussi limités.

Quant aux troubles du mouvement caractérisés par la raideur, les convulsions, les contractures, dans la majorité des cas, ils se manifestent dans les membres du coté sain ou du coté paralysé. L'examen de ces faits et leur comparaison avec un grand nombre d'autres me portent à croire que ces désordres sont le résultat de l'irritation des membranes par le contact du sang. Je pense donc que :

1° Toutes les fois que la pulpe cérébrale est affectée seule dans une hémorrhagie, tant qu'il ne se produit pas d'inflammation autour du foyer, il ne se manifeste pas de contracture ;

2° Toutes les fois qu'à une lésion de la pulpe cérébrale il se joint une rupture des parois des ventricules et un épanchement de sang dans ces cavités ou à la surface du cerveau, il survient de la contracture ;

3° Quand un liquide non irritant comme de la sérosité se répand sur les membranes, il ne se produit pas de contracture.

Première proposition. — J'ai pris dans le livre de M. Rochoux les vingt-cinq premières observations, et deux dans celui de M. Olivier ; total, vingt-sept. Et j'ai trouvé que cinq fois la pulpe cérébrale ayant été lésée seule, cinq fois il n'y avait pas eu de contractures.

Deuxième proposition. — Dix-sept fois j'ai noté de la contracture dans le cours de l'observation, et seize fois il y avait épanchement de sang dans les ventricules ou sous les membranes du cerveau ; dans le dix-septième cas il y avait inflammation des parois d'un foyer.

Dans cinq observations il y avait du sang dans les ventricules, ou sous la pie-mère, sans contracture indiquée ; on peut l'avoir négligée, ne pas l'avoir aperçue si elle a été passagère ; car j'ai eu un grand nombre de fois, à la Salpêtrière, occasion de constater avec mes collègues que la contracture est un phénomène très-fugitif, et dont on peut facilement ne pas être témoin si elle ne dure que quelques instants ; enfin, l'épanchement était peut-être un mélange de sang et de sérosité.

M. Olivier, dans son livre, rapporte plusieurs exemples d'épanchement de sang dans le canal vertébral, et il ne manque pas d'attribuer à l'irritation produite par le sang le développement des contractures et des mouvements convulsifs ; mais, plus loin (page 522), il attribue les contractures à l'irritation produite par le sang épanché entre les fibres encéphaliques. M. Rochoux, au reste, paraît pencher à adopter cette opinion à propos d'une observation dans laquelle un épanchement de sang entre l'arachnoïde et la dure-mère donna lieu à des convulsions violentes ; mais, autre part, il dit que « la rigidité des membres n'est pas capable de faire reconnaître un épanchement dans la protubérance » ; la preuve qu'il en donne, c'est qu'il a vu des observations d'apoplexie cérébrale avec rigidité des membres, et d'autres d'apoplexie de la protubérance avec flaccidité. Or, ces différences dont M. Rochoux ne se rend pas compte tiennent tout simplement, non pas à ce que l'hémorrhagie avait lieu tantôt dans le cerveau, tantôt dans la protubérance, mais à ce que, dans quelques cas, il y avait du sang en rapport avec les membranes, tandis que, dans d'autres, il n'y en avait pas. Je crois avoir prouvé qu'il en est ainsi pour les vingt-cinq premières observations de M. Rochoux. Il est facile de s'en assurer. Maintenant je vais montrer que c'est identiquement la même chose pour les hémorrhagies de la protubérance ; ainsi, des trois observations, la première (page 55), n'est pas accompagnée d'épanchement de sang sur les membranes ; pas de contractures. Dans la deuxième (page 53), mouvements convulsifs ; dans la troisième (page 58), contractures. Hé bien, dans les deux cas, épanchement de sang dans les membranes.

Troisième proposition. — Dans huit observations d'apoplexie séreuse, dont quatre appartiennent à M. Rochoux, deux à M. Andral (*Clinique médicale*, cinquième volume, page 798), une m'a été communiquée par M. Durand Fardel ; la huitième m'appartient, et a été recueillie à la Salpêtrière cette année, il n'y a pas eu une seule fois la moindre trace de contracture.

L'action irritante du sang une fois admise, il ne sera pas difficile de comprendre comment l'épanchement de sang à la base du crâne peut, en agissant sur les nerfs moteurs des yeux, déterminer des irrégularités dans les mouvements des organes auxquels ils vont se rendre.

J'ai recueilli dernièrement une observation dans laquelle du sang s'étant épanché à la base du crâne, il y avait des mouvements continuels de rotation des globes oculaires. Dans M. Rostan (page 558) il y a une observation où le même symptôme paraît lié à la même cause

Il reste encore à examiner l'influence de l'épanchement sur l'intelligence.

Délire,	2
Coma léger,	6
Momentané,	1
Inégal, irrégulier,	7
Progressif,	1
Régulier dans ses alternatives,	5
Profond, complet,	1
Somnolence et délire,	2
Délire et coma,	1
Somnolence seule,	1
Stupeur,	1
Intelligence obtuse,	1
	29

12 fois il n'y a rien d'indiq.

Un pareil résultat est facile à comprendre, ce me semble, quand on réfléchit à l'étendue des parties comprimées.

Le délire est un phénomène rare : il est probable qu'il coïncide avec un faible degré d'inflammation de la séreuse. Ce qui résulte de sa rareté dans les cas d'apoplexie méningée, c'est que celle-ci diffère essentiellement de la méningite dans laquelle le délire est presque toujours le symptôme le plus caractéristique.

Influence de l'apoplexie méningée sur la circulation.

Fièvre,	15 fois	dont 7 fois les derniers jours seulement.
Pas de fièvre,	8	dont une mort subite.
Pouls ralenti,	1	
Non indiquée,	17	
	41	

Il y a ici à remarquer une chose, c'est que chez beaucoup de malades le mouvement fébrile ne persista pas depuis le commencement jusqu'à la fin, mais se montra seulement dans les derniers jours de la maladie ; il faut aussi noter que l'autopsie n'a pas montré de différence notable sous le rapport de l'injection ou de l'inflammation des membranes entre ceux qui eurent la fièvre et ceux qui ne manifestèrent pas ce symptôme.

RESPIRATION :	lente,	1 fois.
	Lente, puis stertoreuse,	1
	Stertoreuse,	16
	Gênée (sang au niveau de l'origine des nerfs respiratoires),	1
	Gênée et facile alternativement,	1
		20

Ainsi, la respiration présente à peu près les mêmes caractères que dans l'hémorrhagie cérébrale.

Quant à l'inégalité entre la respiration et la circulation, qui serait, suivant M. Serres, un signe pathognomonique de l'état apoplectique, malgré une grande attention apportée à l'examen de ce phénomène, toutes les fois que mes collègues de la Salpêtrière et moi avons eu des apoplexies, nous ne l'avons pas encore rencontré une fois.

Évacuations involontaires.

Matières fécales et urines, 6 fois

Vomissements.

6 fois, une fois avec évacuation involontaire.

DURÉE : 3 minutes,	1 fois.	DURÉE : 2 jours,	3 fois.
3 heures,	1	3	2
7	2	4	4
8	1	5	1
9	4	8	2
10	1	14	1
	1	28	1
19	1	6 mois,	1
24	2	Cas dans lesquels elle n'a pas été indiquée,	10
25	1		
33	1		
36	1		41

Sur trente-un cas, la maladie a duré vingt-six fois moins de cinq jours, et cinq fois seulement plus ; ainsi, c'est en général une maladie qui se termine rapidement. Cela seul suffirait pour empêcher de la confondre avec le ramollissement et une multitude d'autres maladies du cerveau qui toutes parcourent leurs périodes dans un espace de temps assez long.

Sa marche aussi est très-remarquable ; malheureusement elle présente des variétés nombreuses qui rendent le diagnostic moins facile à établir.

MARCHE :	
Progressivement croissante,	12 fois.
Continue sans progrès,	6
Intermittente,	11
Continue du côté du mouvement, intermittente du côté du sentiment et de l'intelligence,	2
Avec deux périodes bien tranchées,	1
	32

Les formes sont très-variées : elles peuvent être rapportées à deux types principaux qui se subdivisent en six formes secondaires.

PREMIÈRE FORME PRINCIPALE.—*Avec paralysie.*

Hémiplégie.	1re forme secondaire
Paralysie générale.	2e

DEUXIÈME FORME PRINCIPALE. — *Sans paralysie.*

Forme	continue.	coma continu,	3e
	intermittente.	coma intermittent,	4e
		convulsions id.,	5e

Donnons un exemple de chacune de ces formes :

J'en ai déjà donné un grand nombre d'exemples. On peut en trouver encore un page 14, *Clinique médicale* de M. Andral. En voici une observation recueillie par M. Aubanel, à Bicêtre, et qui présente ceci de remarquable, que l'hémiplégie avait lieu du même côté que la compression la plus marquée du cerveau à l'extérieur. C'est une singularité que je ne m'explique pas.

Obs. A. — Chassez, âgé de trente-six ans, fait partie depuis assez longtemps de la division des aliénés; il est taciturne et ne parle que quand on le questionne; le 28 juin 1837, il se plaint d'éprouver une grande faiblesse dans les membres; deux ou trois fois il se laisse tomber, alors on le met au lit. A la visite du 29 on examine le malade superficiellement; on constate seulement qu'il n'y a aucune paralysie, mais une diarrhée abondante (vingt sangsues à l'anus); le 30, hémiplégie à droite. Un peu de contracture du même côté.

Le 1er juillet, le malade, examiné avec soin, présente les phénomènes suivants: le mouvement est presque aboli dans les membres du côté droit, cependant ils sont le siége d'une raideur bien caractérisée quand on veut les faire mouvoir; la sensibilité est à peu près nulle partout, la bouche n'est pas déviée, les yeux sont fermés, la respiration stertoreuse, les selles et urines involontaires (ventouses scarifiées, sinapismes).

Le 2, le malade est immobile, il semble endormi; quand on l'appelle par son nom, il ouvre les yeux, mais ne répond pas; un peu moins de contracture dans le bras droit, aucune raideur dans la jambe; le pouls est lent; le malade serre les dents et ne veut rien prendre.

Le 4, contracture revenue à droite, urines involontaires (même traitement).

Le 5, affaissement; le malade ne donne plus aucun signe d'intelligence; la bouche est un peu déviée, la pupille gauche dilatée; la respiration s'embarrasse; le 6, résolution générale; les joues se laissent distendre à chaque expiration, le pouls est d'une fréquence extrême, mort à onze heures du matin.

Autopsie. Du côté droit, la dure-mère est plus tendue que du côté gauche; on y sent, en avant surtout, une fluctuation manifeste; la dure-mère est colorée en noir; après l'avoir enlevée, on constate les altérations suivantes:

1° Hémisphère droit: à la face supérieure de cet hémisphère, dans ses deux tiers antérieurs se trouve, dans la cavité de l'arachnoïde, une poche pseudo-membraneuse peu adhérente à la séreuse; en avant, elle a refoulé le lobe antérieur, de manière à usurper sa place en partie; elle se prolonge aussi un peu dans la scissure interlobaire; cette poche est remplie de sang, on y trouve des caillots entièrement fibrineux, d'autres un peu décolorés; tous ces caillots se montrent en avant; en arrière, il n'y a presque que du sang liquide, noir, consistant comme de la gelée de groseilles; sa quantité totale est de six onces.

La fausse membrane qui constitue la poche offre une résistance assez grande; elle est mince cependant, celluleuse, transparente, sans traces b'en évidentes de vaisseaux; elle adhère à l'arachnoïde viscérale, au moyen de canaux qui, partant de la pie-mère, semblent venir s'aboucher sur la fausse membrane; le foyer enlevé, on voit que le cerveau a été notablement aplati par le liquide, à tel point que le lobe antérieur ne ressemble plus qu'à une tranche mince d'un pouce d'épaisseur ; la dépression diminue graduellement d'avant en arrière ; les circonvolutions n'offrent aucune altération, les membranes sont seulement un peu imbibées.

2° Hémisphère gauche :

Le feuillet viscéral de l'arachnoïde est recouvert dans toute l'étendue de la face supérieure de l'hémisphère par une fausse membrane celluleuse, simple en arrière, double en avant, où elle renferme quelques cuillerées de sérosité sanguinolente, et un caillot de sang dans l'épaisseur d'un de ses feuillets ; ce sac se continue avec celui du côté opposé en avant au dessous de la faux, par un prolongement, à la base du cerveau, dans toute l'étendue de la face inférieure du lobe antérieur, par une large communication ; les nerfs olfactifs et optiques sont jaunâtres.

L'arachnoïde viscérale de ce côté gauche, présente des taches qu'un filet d'eau ne peut enlever, de plus la substance grise offre une coloration rouge assez considérable.

DEUXIÈME FORME. — *Paralysie générale.*

Un homme de soixante-treize ans ressent, en mars 1822, des engourdissements à droite, plus tard à gauche ; la paralysie augmente et, vingt-trois jours après sa première apparition, hémiplégie droite complète, gauche incomplète. Mort le vingt-quatrième jour. A l'autopsie, épanchement de sang à la surface du cerveau, plus considérable à gauche, moins au contraire à droite. (Andral, *Clinique médicale* cinquième volume, page 11.)

TROISIÈME FORME. — *Coma continu.*

OBS. B. — Heller, âgé de trente-neuf ans, entre dans le service des aliénés à Bicêtre le 20 mai 1857 ; on n'a pas de renseignements sur ses antécédents. Le jour de son admission il est en proie à un délire maniaque furieux, cinq ou six hommes sont nécessaires pour le contenir ; toute la nuit se passe au milieu du délire et d'une agitation extrême, mais, vers cinq heures du matin, tout à coup la malade se tait, reste immobile et tombe dans un coma profond. Vers neuf heures nous le trouvons dans l'état suivant : Coma profond, insensibilité complète, résolution générale, les membres, pincés, n'exécutent aucun mouvement, yeux fermés, bouche non déviée, face rouge injectée, respiration stertoreuse, pouls fort développé, d'une fréquence médiocre (saignée, lavement purgatif, sinapismes) L'état du malade reste le même, et il meurt à deux heures du soir.

Autopsie. Les téguments du crâne et du dos sont gorgés de sang. Les membranes du cerveau ne présentent aucune altération de texture, mais, dans la grande cavité de l'arachnoïde, existe un vaste épanchement sanguin ; il occupe toute la face supérieure de l'hémisphère droit, de là se prolonge vers la base du crâne et occupe toute la face inférieure du cerveau de ce côté ; la plus grande quantité de sang se trouve sur la face supérieure ; ce sang est noir, sous forme de caillots et d'une gelée très-épaisse : il y en a six onces environ ; le peu de sang qui se trouve à la base du cerveau est liquide et peu consistant. Une certaine quantité de ce liquide pénètre dans le canal vertébral, et entoure la moelle allongée.

Sur la face supérieure de l'hémisphère malade, on trouve deux plaques d'un pouce d'étendue, d'une rougeur très-vive, ne disparaissant pas par un filet d'eau, et ayant leur siége sur l'arachnoïde viscérale. Dans le point qui correspond à une de ces plaques, se trouve une très-petite veine qui semble déchirée; les ventricules ne renferment pas de liquide; la voûte à trois piliers est bien moins consistante qu'à l'état normal, le reste du cerveau paraît sain.

Quatrième forme. — *Coma intermittent.*

Obs. C. Un homme de soixante-trois ans est pris d'apoplexie le 2 mai au matin: on le saigne, et le 3 au matin il semble rétabli; à deux heures attaque nouvelle, connaissance le 4 au soir, puis coma; le 5, connaissance pendant trois heures, puis coma, puis un quart d'heure de connaissance; le 6, connaissance pendant une heure et demie; le 8, un peu de connaissance, et le soir pendant plusieurs heures; le 9, coma; le 10, connaissance; le 12 un peu de coma; le 13, coma profond; mort le 16. Épanchement abondant de sang à la surface du cerveau. Toutes ces intermittences tiennent, j'en suis convaincu, à ce que le cerveau s'habituait, au bout d'un certain temps, à la compression du liquide exhalé, et reprenait ses fonctions; mais bientôt une nouvelle quantité venant à s'épancher, le coma reparaissait, et ainsi de suite. (Abercrombie, p. 337.)

Voici une observation qui est fort curieuse, en ce qu'au coma intermittent succéda, quand l'épanchement sanguin fut devenu trop considérable, une hémiplégie bien caractérisée. A l'autopsie, la nature même de l'altération pathologique, qui avait permis au sang de s'échapper, démontra que celui-ci avait dû se répandre par intervalles.

Obs. D. — Le 28 novembre 1837 entre à l'Hôtel-Dieu, salle St.-Bernard, chez M. Petit, le nommé A. Leroux, âgé de cinquante-sept ans, teinturier.

Cet homme n'a jamais été malade; il y a deux ans et demi il est devenu un peu sourd et en même temps sujet à des pesanteurs de tête, étourdissements et bourdonnements d'oreille; il y a trois mois, cette incommodité, dont il était débarrassé, avait reparu pour cesser encore au bout de quinze jours; du reste il était sobre, prenait thé et café chaque jour; la semaine qui précéda sa mort, il se porta bien et mangea comme d'habitude; le 26 au soir, il éprouva une violente émotion; la nuit il fut très-agité: cependant le lendemain il alla à son atelier de teinture; à deux heures et demie un léger repas fait, il fut mal à l'aise et devint pâle. On le fit rentrer chez lui; en route il se plaignit, et, arrivé chez lui, il monte d'un pas ferme jusqu'au deuxième; la dernière marche franchie, il tombe la face contre terre. Une voisine qui le suivait le relève; en dix minutes il a recouvré connaissance, se plaint de souffrir de la tête, et vomit; la nuit il gesticule, bat sa femme; le matin sa raison est revenue, il parle sensément: à deux heures il accuse de vives douleurs partout; à trois heures il pousse un cri de douleur et tombe sans connaissance; la respiration devient stertoreuse, la bouche écumeuse; on porte à l'Hotel-Dieu le malade sans connaissance.

Le soir à sept heures il présente l'état suivant:

Homme grand et fort, quoique un peu maigre, col allongé; sentiment obtus partout, mais absolument nul à gauche, médiocre à droite; yeux fermés, pupilles un peu sensibles à la lumière; narine gauche immobile, la droite se dilate et se resserre à chaque inspiration; la joue gauche est paralysée, la commissure labiale est déviée à droite, la langue ne peut être examinée; le bras gauche est en résolution complète, la jambe gauche est contracturée, mais ne se meut pas quand on pince le malade. Le côté droit est fortement contracturé; les deux côtés de la poitrine se dilatent de la même manière; la face est rouge, colorée, le pouls plein, régulier à quatre-vingt-dix; la respiration égale, la peau chaude et suante; pas d'évacuation de matières, mort le 29 à une heure après midi.

A l'autopsie, raideur cadavérique très prononcée; écume à la bouche.

Les vaisseaux du cuir chevelu du diploé et de la dure-mère sont gorgés de sang; celle-ci enlevée, on voit que l'arachnoïde viscérale est soulevée en avant à la face supérieure et inférieure des hémisphères, à droite surtout, par un épanchement de sang considérable; tout le tissu cellulaire placé sous la pie-mère en est gorgé jusqu'au fond des anfractuosités les plus profondes. La quantité de sang épanché est de dix onces; ce liquide est presque noir, sous forme de gelée de groseilles; en examinant avec soin les artères de la partie, on trouve que la carotide interne droite, un peu avant de donner les cérébrales antérieure et moyenne, et la communicante postérieure, est enveloppée de volumineux caillots; en les détachant par un filet d'eau, on voit que, dans ce point, l'artère présente sur la moitié de son cylindre qui est tournée vers le cerveau une ouverture circulaire à bords irréguliers; son diamètre est de trois lignes environ. Cette ouverture est creusée au fond d'une dilatation anévrysmale, qui présente ceci de remarquable, que la partie du cylindre artériel dilaté que formait un cône s'est détachée du vaisseau de tous côtés, excepté dans un point par lequel cette espèce de soupape tient au vaisseau, comme le couvercle d'une boîte au corps de celle-ci par une charnière; dans le point précis de la rupture, l'artère était infiltrée de matière athéromateuse; dans les parties voisines, elle renfermait un caillot qui s'étendait de la cavité artérielle à l'extérieur en adhérant à son orifice accidentel; les ventricules encéphaliques sont remplis de sérosité rouge; les artères encéphaliques sont minces et friables quoiqu'elles ne soient ni indurées, ni ossifiées en aucun point; l'encéphale et la moelle sont injectés notablement dans toute leur épaissenr.

Le cœur est entouré de sérosité sanguinolente; il est gorgé de sang, ainsi que les autres viscères; son ventricule gauche offre une épaisseur normale.

CINQUIÈME FORME.— *Convulsions intermittentes.*

OBS. E. Un homme de trente-quatre ans éprouve, après une course exagérée, de violents maux de tête. Vers midi, accès simulant une attaque d'épilepsie; dans le reste du jour, d'autres plus légers; à minuit, un qui pense l'emporter, et le lendemain, à dix heures, accidents très-violents et mort. A l'autopsie, à droite en arrière, sang venant de la rupture du sinus longitudinal supérieur.

Quelquefois l'épanchement de sang de la surface du cerveau n'est pas caractérisé par des symptômes appréciables; quand le sang s'épanche en petite quantité et lentement, il peut ne déterminer aucun accident : c'est presque toujours de cette manière que se font les épanchements qui se montrent comme complication de graves altérations du cerveau.

Après avoir montré un à un, dans leur rapport de fréquence, les symptômes de l'apoplexie méningée; après avoir placé sur le même plan tous ces signes, les uns si rares ou si variables, les autres si communs, qu'ils sont presque constants, il me paraît indispensable, sous peine de laisser dans l'esprit une idée bien vague et confuse de la maladie, d'en tracer un tableau rapide, en ayant soin de faire ressortir sur les premiers plans les objets les plus dignes d'attention et de laisser au contraire dans le lointain les accidents passagers, vagues, accessoires, qui ne sont pas indispensables à la ressemblance du portrait.

Après des prodromes qui peuvent manquer dans quelques cas, et qui consistent le plus souvent dans de la céphalalgie, quelquefois dans de l'agitation, de la faiblesse des membres, de l'assoupissement, rarement des engourdissements; prodromes qui vont le plus souvent en augmentant jusqu'à l'invasion de la maladie, et qui remontent quelquefois à une époque éloignée, on voit se manifester d'une manière graduelle ou subite, mais plus souvent subite, des troubles du sentiment, du mouvement et de l'intelligence qui constituent une seconde période de la maladie; puis, dans l'hémorrhagie des membranes du cerveau, la céphalalgie devient plus vive. Si c'est un épanchement rachidien, le malade ressent une souffrance aiguë et quelquefois une sensation brûlante; en même temps, après un espace de temps plus ou moins long, le malade tombe dans le coma, ou en paralysie, ou il est pris de convulsions. Dans le premier cas, le coma est complet, et alors le malade est plongé dans un assoupissement dont rien ne peut le retirer, ou incomplet, et alors s'il n'a pas tout à fait perdu la sensibilité, il se réveille quand on l'excite, et cherche à se mettre en rapport avec les objets extérieurs; quelquefois même il se présente sous forme intermittente, de manière qu'au bout d'un court espace de temps le malade, qui était plongé dans la stupeur la plus profonde, reprend ses sens, reconnaît les personnes qui l'entourent, et paraît revenir à la santé: vain espoir, qu'une nouvelle attaque va bientôt dissiper! Ou, en second lieu, il se manifeste une hémiplégie vague, d'abord indécise, et c'est là un des caractères les plus importants de l'hémorrhagie méningée; quelquefois celle-ci occupe un seul côté du corps, quelquefois les deux, et alors elle peut présenter des différences de chaque côté, relativement à son intensité; quelquefois cependant il existe une véritable hémiplégie double, mais c'est une chose très-rare; ou enfin il se manifeste des convulsions irrégulières, épileptiformes. Chez d'autres personnes, et c'est la majorité, ce sont de simples contractures, de la raideur des membres; en même temps, mais rarement, des évacuations involontaires viennent compliquer les accidents et prouver que la volonté perd peu à peu sa puissance. Dans quelques cas rares, il se manifeste du strabisme et des mouvements irréguliers des yeux; souvent aussi l'assoupissement, la stupeur se manifestent chez les personnes déjà paralysées; mais c'est là le commencement d'une dernière période dans laquelle les symptômes précédents sont portés au plus haut degré. Le coma devient plus profond, l'intelligence nulle; la sensibilité s'éteint tout à fait, s'il en restait quelques traces; les convulsions, s'il y en avait, deviennent plus fréquentes; la respiration stertoreuse, et la circulation s'accélère le plus souvent à cette époque; ordinairement aussi la paralysie est nettement dessinée, parce qu'alors le sang, épanché en grande quantité dans les membranes, produit tous les phénomènes de la compression. Bientôt la conjonctive deuient insensible, les contractures cessent, la respiration s'embarrasse et suit dans sa marche irrégulière la circulation qui se précipite à intervalles inégaux. Les convulsions s'apaisent alors; quelquefois, mais le plus souvent, le délire s'éteint, et à l'agitation fait place une résolution complète, de sorte que le malade finit, comme la plupart de ceux qui meurent d'affection cérébrale, plongé dans un état de coma profond: dernier terme où viennent se confondre et s'engloutir, pour ainsi dire, toutes ces phases si diverses ces nuances si variées que présentent, dans leur cours mobile, les maladies des centres nerveux. Cependant il arrive quelquefois, comme je l'ai montré, que les convulsions se prolongent jusqu'à la fin, et alors le malade passe tout à coup de l'agitation la plus violente au repos le plus absolu.

De l'étude des symptômes à celle du diagnostic il n'y a qu'un pas, puisque ce n'est que la comparaison des phénomènes que présente une maladie déterminée avec les phénomènes que présentent les maladies voisines. Il est clair d'abord qu'il faut séparer les hémorrhagies méningées en deux classes: celles qui s'accompagnent et celles qui ne s'accompagnent pas de paralysie.

1. — *Hémorrhagie méningée sans paralysie.*

Cette maladie peut présenter de l'analogie avec une attaque d'épilepsie, la congestion cérébrale, l'encéphalite, la méningite et l'épanchement de sérosité.

1° *Épilepsie.* D'abord les cas d'apoplexie méningée avec symptômes épileptiformes sont extrêmement rares. Quand ils se manifestent, ils sont intermittents, par suite d'un mécanisme que j'espère avoir fait comprendre; or, je ne sache pas qu'il soit commun d'observer une attaque d'épilepsie interrompue de temps en temps par un retour complet à la santé; les deux affections ne débutent pas de la même manière; de plus, quand on voit des accidents épileptiformes se développer chez une personne qui n'a jamais présenté la moindre trace de cette maladie, on peut facilement présumer qu'on a affaire à une affection bien différente de l'épilepsie.

2° La congestion cérébrale simule aussi très-bien plusieurs affections des centres nerveux; entre autres, l'hémorrhagie des méninges dont il est impossible souvent de la distinguer autrement que par sa marche, quoique les contractures et les mouvements convulsifs qui se manifestent le plus souvent dans la première maladie soient tout à fait étrangers à la deuxième. L'invasion brusque, l'instantanéité de la paralysie dans la congestion, sa lenteur dans l'hémorrhagie méningée, sont des signes importants; il n'en est pas moins vrai qu'il est à peu près impossible, dans le cas où une congestion produit du coma, de savoir si on a affaire à l'une ou à l'autre de ces maladies, d'autant plus qu'évidemment l'afflux de sang est une condition de l'exhalation de ce liquide dans les méninges. L'encéphalite ne peut être confondue avec l'apoplexie méningée que dans sa dernière période; mais, dans sa première, quand il existe un mouvement fébrile bien caractérisé et des symptômes d'une forte réaction, il est difficile de prendre l'une pour l'autre. En effet, dans la première, signes d'excitation de différents appareils, de la sensibilité, caractérisée par la douleur, de la mobilité par des convulsions ou contractures, des yeux par la photophobie; et dans la seconde, au contraire, sensations obtuses, coma, faiblesse des membres.

Passons maintenant aux maladies qui ont leur siége dans les méninges, à l'arachnitis d'abord. Ces deux maladies se distinguent par l'âge où elles se développent la première étant très-commune de quinze à vingt ans; la deuxième, au contraire, de soixante à soixante-dix; par l'absence presque constante de délire chez l'une, sa présence chez l'autre; par l'intensité des phénomènes réactionnels qui se manifestent de mille manières différentes dans l'arachnitis, tandis que dans l'hémorrhagie méningée l'intelligence est abolie, les sens sont obtus et la sensibilité éteinte.

Cependant, j'avoue qu'il me paraît fort difficile de les reconnaître dans une période plus avancée, quand l'épanchement de liquide vient compliquer l'inflammation ; mais alors on a pour se guider les antécédents qui font reconnaître qu'à la simple inflammation de la membrane a succédé une exhalation plus ou moins abondante de liquide. Si c'est de la sérosité, nous avons les signes d'un épanchement séreux ; si c'est du sang, c'est une hémorrhagie dans les méninges qui vient compliquer la méningite.

2. — *Hémorrhagie méningée avec paralysie.*

On peut croire avoir affaire à une hémorrhagie dans la pulpe cérébrale, ou à un ramollissement.

L'apoplexie méningée diffère de l'apoplexie cérébrale par la présence presque constante de contractures, qui paraissent n'exister jamais dans le cas de rupture simple de l'encéphale, à moins qu'il n'y ait une inflammation de la pulpe ou passage du sang à la surface des membranes, et, dans ce cas, il y a une hémorrhagie méningée.

De plus il est rare que dans l'hémorrhagie méningée la paralysie se déclare brusquement, comme elle le fait dans le cas d'apoplexie cérébrale : dans celle-ci, le plus souvent, pas de symptômes précurseurs, invasion brusque au milieu de la santé la plus brillante, et accidents qui, en peu de temps, arrivent à leur plus haut période ; jamais ou presque jamais vous ne remarquerez cette marche dans l'apoplexie méningée : elle est précédée de prodromes qui se manifestent lentement; se montre souvent chez les aliénés ou les vieillards en démence ; le plus souvent la paralysie se fait sentir petit à petit, d'abord faible, ensuite plus marquée.

Maintenant passons au ramollissement ; quand celui-ci présente une forme telle qu'une paralysie bien caractérisée ne se manifeste qu'après une période pendant laquelle une céphalalgie partielle continue, des engourdissements, des fourmillements dans les membres se sont développés petit à petit, précédant une attaque subite d'hémiplégie, le diagnostic est facile à établir, car les apoplexies méningées ne présentent pas ces caractères, mais ce peut être un ramollissement. Or un certain nombre d'altérations différentes, qui ont toutes pour caractère commun un ramollissement de la pulpe, peut déterminer des accidents subits. Ainsi l'apoplexie capillaire, quand elle est un peu étendue, le ramollissement rouge des circonvolutions, qui tous deux s'accompagnent de tuméfaction de la pulpe cérébrale, et d'autres ramollissements, soit avec injection vive, soit avec injection faible, peuvent simuler parfaitement l'hémorrhagie dans la substance cérébrale, sauf que, dans la première, il y a de la contracture presque toujours. Le ramollissement dans ces cas présentant la même physionomie que l'hémorrhagie cérébrale, je ne répéterai pas les différences qui me paraissent séparer les deux maladies; j'insisterai seulement sur la grande fréquence des symptômes apoplectiques, subits, produits par le ramollissement; loin d'être une exception j'ignore si ce n'est pas la manière d'être la plus commune; au moins depuis un an que nous étudions les maladies du cerveau à la Salpêtrière, dans le service de MM. Cruveilhier, Prus et Dalmas, sur une vingtaine d'autopsies d'individus qui avaient succombé à des accidents surveaus subitement, nous n'avons trouvé que cinq ou six fois du sang dans la substance cérébrale; dans le reste des cas, il existait uniquement du ramollissement.

Le pronostic est grave, comme on le pense bien, puisque sur quarante et un malades, quarante et un sont morts; il ne reste donc qu'à examiner les conditions qui peuvent permettre à la vie de se prolonger le plus longtemps; ces conditions sont l'exhalation lente du liquide et en quantité assez petite, pour qu'il puisse être résorbé. En effet si le le sang s'épanche brusquement quoique en petite quantité, la mort rapide peut en être la suite, comme on le voit dans une observation d'Abercrombie, p. 540.

Cependant ce pronostic n'est pas tellement grave que le malade ne puisse guérir; (Abercrombie, p. 590). Riobé rapporte des observations d'apoplexie méningée guérie; on en a observé un cas à Bicêtre, en 1837.

Par conséquent, malgré cette effrayante mortalité, on ne doit pas désespérer de la guérison. Eh bien! dans cette maladie grave, l'indication la plus pressante, c'est de faire disparaître le sang épanché, et si on pouvait connaître assez positivement le siége de ce sang pour lui donner une issue à l'extérieur, on aurait de grandes chances de sauver le malade: et le diagnostic arrivera peut-être à cette perfection. On ne mériterait pas, je pense, en proposant ce remède extrême, le blâme général qui a accueilli à sa naissance la proposition faite par quelques personnes de traiter par le trépan les épanchements de sang dans la substance cérébrale, proposition qu'on ne saurait, je pense, faire figurer que dans l'histoire des erreurs médicales. En attendant, il faudrait insister sur les évacuations sanguines, qu'on proportionnerait à l'âge et à la force du sujet: par là, on désemplirait le système circulatoire et permettrait à l'absorption de se faire plus facilement, en même temps qu'on pourrait prévenir le retour de nouvelles congestions. Abercrombie cite une observation dans laquelle un homme qui avait une hémorrhagie méningée, et était frappé d'hémiplégie, recouvra deux fois de suite le mouvement après deux saignées faites à intervalles convenables; il faudrait aussi employer les précautions hygiéniques recommandées dans le cas de congestion cérébrale, comme de placer la tête du malade sur un oreiller élevé, loin de toute agitation du bruit et de la lumière, en même temps que par des moyens révulsifs sagement combinés, on exercerait une puissante et salutaire réaction sur la maladie de l'encéphale. Chez les aliénés, il faut surveiller attentivement ces congestions si communes à la fois et souvent si graves chez eux.

Maintenant, résumons rapidement les principales conclusions qui résultent de ce travail.

I. Le mot apoplexie méningée doit être synonyme d'hémorrhagie des méninges, comme apoplexie cérébrale d'hémorrhagie dans la substance du cerveau; aussi n'ai-je étudié dans ce travail que l'épanchement de sang dans les membranes des centres nerveux.

II. Cet épanchement peut se faire dans la cavité de l'arachnoïde, entre celle-ci et la pie-mère, entre celle-ci et le cerveau, dans les ventricules, et dans la cavité sous-arachnoïdienne de la moelle.

III. Les épanchements de sang entre la face interne de la dure-mère et la face externe du feuillet arachnoïdien pariétal n'existent pas.

IV. C'est une erreur d'observation qui a fait croire que les épanchements sanguins situés dans la cavité de l'arachnoïde étaient placés dans l'espace qui sépare la dure-mère de la surface externe de la séreuse.

V. Cette erreur provient surtout de ce que le sang se transforme, avec une rapidité remarquable, en fausses membranes, présentant identiquement les mêmes caractères physiques que les séreuses dans le sein desquelles il s'est épanché, de sorte que rien n'est plus facile que de prendre la séreuse accidentelle pour une séreuse naturelle.

VI. Le sang peut présenter la même transformation et donner lieu à une méprise analogue dans les autres séreuses.

VII. Le siége le plus fréquent, sans comparaison, des épanchements sanguins est la grande cavité de l'arachnoïde.

VIII. Presque toujours dans l'hémorrhagie des méninges le liquide épanché occupe une surface telle qu'il comprime une portion assez étendue du cerveau.

IX. Tantôt l'exhalation de sang précède la formation de la fausse membrane, tantôt, et c'est le cas le plus rare, je crois, la fausse membrane exhale le sang.

X. Celui-ci peut être résorbé complétement dans certains cas, de manière que les deux pseudo-membranes entre lesquelles était placé le sang s'étant accolées, la guérison a lieu.

XI. L'hémorrhagie des méninges peut s'opérer par rupture vasculaire; elle peut aussi être le produit d'une exhalation.

XII. Il n'est pas exact de dire que le sang exhalé par les séreuses ne présente pas de caillots et n'est pas du véritable sang.

XIII. Ce liquide, quoique exhalé par une séreuse, peut offrir identiquement les mêmes caractères que s'il provenait de vaisseaux rompus.

XIV. L'hémorrhagie des méninges est une maladie qui peut se manifester à tout âge, quoiqu'elle soit plus fréquente dans la vieillesse.

XV. Elle est assez commune chez les aliénés.

XVI. Elle est presque toujours annoncée par des symptômes précurseurs.

XVII. Du côté du mouvement on observe presque toujours des contractures.

XVIII. L'hémorrhagie dans les méninges peut déterminer une paralysie plus ou moins étendue, parfaitement caractérisée.

XIX. La paralysie est d'autant plus marquée que l'épanchement se fait plus rapidement, est plus considérable et plus circonscrit.

XX. Elle est d'autant plus faible que l'épanchement se fait plus lentement, est moins abondant et plus disséminé.

XXI. Un épanchement de sang à la surface d'un seul hémisphère cérébral peut déterminer une paralysie des deux côtés du corps.

XXII. Il me paraît résulter de la comparaison d'un grand nombre d'observations que l'épanchement de sang dans les membranes du cerveau détermine de la contracture, tandis que le même liquide épanché dans la substance cérébrale n'en déterminerait pas avant la période inflammatoire.

XXIII. La paralysie dans l'hémorrhagie des méninges peut, comme le coma, être intermittente, et c'est là un excellent signe pathognomonique.

XXIV. L'augmentation graduelle de la paralysie qui se manifeste le plus souvent est aussi importante à considérer.

XXV. Mais il faut noter que ce symptôme est toujours étendu à un certain nombre de parties, et qu'on ne voit, par exemple, jamais un bras, puis une jambe ou un côté de la face se paralyser successivement.

Il est bien entendu que la mort est la terminaison inévitable des hémorrhagies méningées produites par la lésion d'un des gros vaisseaux qui circulent à la base du crâne, quoiqu'il ne faille pas, je pense, affirmer que jamais la rupture spontanée d'une artère cérébrale ne pourra se cicatriser et permettre à la vie de continuer. Nous sommes encore loin de connaître toutes les ressources de la nature; et quand on se rappelle que bien souvent des perforations du péritoine avec épanchement de matière n'ont pas entraîné la mort; que l'aorte, la veine cave inférieure que le cœur lui-même ont présenté des cicatrices de perforation; je pense qu'on aurait tort de jamais désespérer de la curabilité des maladies les plus graves.

Le ramollissement cérébral dont M. Rostan avait entrevu la curabilité vient, d'après des travaux récents, de monter au rang des maladies susceptibles de guérir; les tubercules du poumon ne se terminent pas à beaucoup près toujours par l'ulcération et la phthisie, comme nous en trouvons tous les jours la démonstration à la Salpêtrière sur les sommets de poumons couverts de cicatrices, criblés de cavernes tuberculeuses vides, parsemés de tubercules, les uns encore reconnaissables, les autres étouffés par une enveloppe de phosphate calcaire.

Que si on me reprochait d'avoir parlé si longtemps d'une maladie rare, d'un diagnostic difficile, d'une terminaison presque toujours funeste, voici ce que je répondrais :

D'abord ce n'est pas une maladie rare, et je suis convaincu que, quand l'attention sera éveillée sur elle, on en réunira facilement de nombreuses observations. Il arrivera pour cette affection, je pense, ce qui est arrivé pour tant d'autres, pour le ramollissement cérébral, la maladie de Bright, etc. : tant qu'une maladie n'a pas été l'objet d'investigations attentives, tant que des recherches suivies n'ont pas été dirigées sur elle, les différents cas qui se présentent passent inaperçus, parce que leur isolement leur ôte une grande valeur. Mais qu'on vienne à recueillir tous ces faits épars, qu'on les confronte et qu'on fasse un appel aux observateurs, bien vite on verra arriver de toutes parts des faits nombreux, jusque-là destinés à l'obscurité. C'est là, je l'espère, ce qui arrivera pour l'apoplexie méningée.

En second lieu, dans certains cas, on peut arriver au diagnostic par une route assez longue, mais enfin assez sûre, quelquefois par voie d'élimination ; dans quelques cas le diagnostic est à peu près impossible ; mais n'est-ce pas déjà beaucoup que de pouvoir, un certain nombre de fois, deviner l'existence de cette maladie si obscure, la reconnaître positivement dans d'autres, et d'avoir toujours l'attention éveillée sur la possibilité de la rencontrer ? et enfin sa guérison par les efforts de la nature ne dépassant pas les limites de sa puissance, que ne doit-on pas attendre de la sienne et de celle de l'art réunies ?

PARIS, IMPRIMERIE D'ÉVERAT et Ce,
rue du Cadran, n°. 14 et 16.

www.ingramcontent.com/pod-product-compliance
Ingram Content Group UK Ltd.
Pitfield, Milton Keynes, MK11 3LW, UK
UKHW022133260726
13993UKWH00003B/1418

9 782329 090788